Tracce

GIULIO MAIRA

Le farfalle dell'anima

Ricordi di un neurochirurgo

SOLFERINO

SOLFERINO

www.solferinolibri.it

La prima edizione di questo libro è stata pubblicata
con il titolo *Ti regalo le stelle* (Sedizioni, 2005).

ISBN 978-88-282-1294-2
Prima edizione: marzo 2024

Prefazione
di Luigi Gubitosi[*]

Le farfalle dell'anima *è la storia di una grande passione, quella di Giulio Maira per la neurochirurgia.*

È la storia di tutta una vita, letteralmente, dedicata alla scienza, alla ricerca, ai pazienti.

Figlio d'arte, nonno e padre medici, una clinica al tempo stesso punto di riferimento e unica alternativa per i pazienti di una Sicilia rurale, Giulio Maira non ha mai avuto dubbi su quale professione avrebbe svolto. Ha frequentato la clinica di famiglia fin da bambino, sicuramente con più interesse della scuola dell'obbligo, e la Medicina, già fortemente stampata nel suo DNA, lo ha subito affascinato, incuriosito, inesorabilmente attratto.

[*] Presidente Università Luiss Guido Carli.

Ma la Sicilia sta subito stretta al giovane medico siciliano, gli orizzonti sono troppo limitati, perché Giulio è intellettualmente curioso, perfezionista e straordinariamente ambizioso. Ed è bravissimo.

I suoi studi si trasformano rapidamente in una continua ricerca dell'eccellenza, una costante voglia di migliorarsi, una esplorazione delle frontiere della scienza.

Dalle pagine del libro, si materializza agli occhi del lettore il giovanissimo neo dottore, laureato al Gemelli, che negli anni Settanta, quando erano ancora pochi quelli che andavano a perfezionarsi all'estero, si trasferisce in Canada e poi in Svizzera, da chi poteva insegnargli le tecniche più avanzate.

E lì esce il carattere. Il timido dottore dall'aria tranquilla mostra determinazione e grinta non comuni, quasi costringendo i cattedratici a notarlo e ad apprezzarne le capacità. La passione lo guida e Giulio non solo apprende, ma inizia a innovare, a perfezionare le tecniche. I luminari con cui lavora iniziano ad accettarlo, a trattarlo alla pari, a tenerlo in grande considerazione. La sua passione non può non colpire, il giovane italiano diviene uno di loro.

La carriera di Giulio decolla, rientra in Italia, di nuovo al Gemelli, pur mantenendo, anzi am-

pliando i suoi rapporti internazionali. E la passione diventa travolgente. Le responsabilità sono crescenti, il numero dei pazienti aumenta vertiginosamente, Giulio non si tira mai indietro. Lavora a dei ritmi intensissimi, i suoi familiari sanno che non c'è vacanza che tenga. Gli amici si abituano che durante una cena spesso arriva una telefonata e Giulio saluta e corre in ospedale a operare. C'è sempre un'emergenza, il paziente non può aspettare, intervenire in fretta è fondamentale per evitare danni al cervello.

Il cervello, quest'organo tanto importante quanto misterioso, è continuamente al centro dei pensieri di Giulio. È un enigma da svelare, quanto poco ancora lo conosciamo! Sappiamo però che è delicatissimo e i danni di una emorragia, di una ischemia, di un tumore possono essere irreversibili o addirittura fatali.

Con il moltiplicarsi dei pazienti, Giulio conosce molti personaggi pubblici, Papi, politici, industriali, sportivi ma ovviamente tantissima gente comune. Per lui sul tavolo operatorio sono tutti uguali. La sua curiosità è stimolata e colpita da ogni incontro. La relazione tra un paziente e il medico che si batte per salvargli la vita diventa velocemente intensa, intima, di fiducia. Si crea spesso una re-

lazione strettissima tra un malato e il medico che si batte per la sua vita, il legame diventa molto forte e questa è un'arma a doppio taglio. E Giulio è empatico, ha una grande facilità a stabilire un rapporto di grande fiducia col paziente.

Per Giulio, non c'è soddisfazione più grande di poter uscire dalla sala operatoria e dire alla famiglia del paziente «ce l'ha fatta, è fuori pericolo», non c'è gioia più grande di vederlo riprendersi, di strapparlo alla morte. Quando succede è felice, gli brillano gli occhi. Ma ogni paziente perso è un'immensa perdita, una grande sofferenza. Giulio si immedesima profondamente nei suoi pazienti, che lo adorano.

Con gli anni, all'attività operatoria si affianca un'intensa attività didattica, di conferenziere, di scrittore. Il cervello continua ad affascinarlo come e più di prima, la passione per la neurochirurgia è quella del primo giorno, anzi è forse anche più forte perché matura e consapevole, e i suoi impegni si moltiplicano. Ha creato la Fondazione Atena che è diventata il suo braccio operativo nel diffondere cultura sanitaria, parla ai giovani sui danni cerebrali causati dalle droghe, si occupa della salute delle donne, e soprattutto scrive sul cervello, il suo compagno in questa lunga avventura.

Il bambino che andava in clinica in Sicilia ha fatto tanta strada e ha fatto tanto Bene.

Che bella storia, Giulio! Grazie per averla condivisa.

Introduzione alla nuova edizione

Faccio il neurochirurgo da tanti anni e, nel corso della mia vita professionale, ho capito non solo quanto la scienza sia importante e quanto la nostra sia l'era del progresso scientifico, ma anche quanto sia necessario diffondere la conoscenza scientifica, così che il mondo abbia una corretta percezione del ruolo basilare che essa gioca nella nostra vita.

Sicuramente in questi anni la cultura scientifica è molto cresciuta nel nostro Paese, e ciò grazie al lavoro di chi si impegna costantemente a diffondere i progressi che giorno dopo giorno vengono raggiunti nei laboratori, nei centri di ricerca, nelle sale operatorie, nei reparti degli ospedali, negli osservatori astronomici e in ogni luogo in cui qualcuno si applica con rigore a portare avanti la conoscenza.

La scienza è una delle espressioni massime della nostra cultura, del progresso dell'umanità di cui ognuno di noi fa parte e al quale ognuno di noi, nel suo piccolo, col suo lavoro, partecipa. La scienza, la grande scienza, è come la vita, qualcosa che ci succede, che fa parte di noi. Perché la scienza siamo ognuno di noi.

Divulgare la scienza significa cercare di spiegare tutto questo, cercare di far capire, dare certezze, eliminare paure. Perché non sempre questo incredibile progresso, in tutti i campi in cui si verifica, ma soprattutto nella medicina e nella biologia, viene apprezzato e accolto con animo sereno. Spesso ci si trincera dietro falsi convincimenti o teorie antiscientifiche che mettono in crisi e in pericolo una società intera, come purtroppo abbiamo visto accadere con i vaccini.

Per questo dobbiamo difendere le idee in cui crediamo: scrivere libri, discutere, diffondere i nostri pensieri e il nostro sapere.

Questo libro è la nuova edizione aggiornata e arricchita di *Ti regalo le stelle* e ho voluto dargli il nuovo titolo *Le farfalle dell'anima* in omaggio a Ramón y Cajal e a come lui stesso definiva i nostri neuroni. Diffondere la conoscenza è qualcosa che cerco di fare, oltre che scrivendo libri di divulgazione scientifica, anche con articoli pubblicati sul «Messaggero», alcuni dei quali sono riportati nella parte finale di questo libro, con il titolo «Diario di due anni». In esso ho cercato di coniugare elementi autobiografici con i fatti di una professione che si è occupata di due tra le cose più straordinarie della vita, il nostro cervello e la dedizione verso chi soffre, cercando di dare in questo modo calore al rigore scientifico e far capire le tante difficoltà, di natura spesso più umana che tecnica, che un neurochirurgo ogni giorno deve affrontare.

Cosa significa essere un neurochirurgo? Come ci si sente a prendere decisioni che potranno cambiare il destino di un essere umano? Cosa si prova quando ci si avvia verso la sala operatoria sapendo di avere in mano la vita di una persona e che quando ci si aprirà un varco tra la sua materia grigia si interferirà con qualcosa capace di generare pensieri, sentimenti ed emozioni?

In queste pagine ho cercato di raccontare in modo sincero, e spesso intenso ed emozionato, tutto ciò. Le tante battaglie combattute, di cui, più che i successi, resta nell'animo il doloroso ricordo dei casi andati male, quelli in cui la malattia ha prevalso e la scienza ha dovuto arrendersi.

Ho raccontato di una professione sempre in bilico tra un doveroso distacco e la compassione verso chi soffre, nel tentativo di mantenere la necessaria lucidità scientifica nelle decisioni e la precisione nella tecnica operatoria; una professione chiamata a confrontarsi ogni momento, ogni giorno, con la fragilità dell'essere umano, la scoperta della malattia, la ricerca di una cura, l'imprevedibilità dell'esito, e a prendere decisioni che potranno cambiare la vita dei pazienti, ma anche del medico stesso, che porterà sempre con sé le storie, felici o dolorose, delle persone che hanno affidato alle sue mani e al suo cuore le loro vite.

È un libro in cui la vita di un uomo si intreccia con la sua professione, con la fragilità delle sue emozioni e con la salda bellezza della scienza.

A Carla Vittoria, a Marco e a Matteo,
per avermi insegnato il significato del vero amore!

A tutti i miei pazienti,
per avermi insegnato il vero significato della vita!

1

Sicilia

«Conosci tu il paese dove fioriscono i limoni, gli aranci dorati rilucono fra le foglie scure, una mite brezza spira dal cielo azzurro, il mirto immoto resta e alto si erge l'alloro, la conosci tu forse?
Laggiù laggiù con te, amore mio, vorrei andare!»
Johann Wolfgang Goethe, *Gli anni di apprendistato di Wilhelm Meister*

È sera, un gruppo di bambini sta percorrendo una strada in discesa che dall'oratorio dei salesiani attraversa tutto il paese. Sta nevicando, i rumori sono attutiti, non passano macchine. Tra quei bambini che camminano con il naso all'insù a guardare la neve che cade, ce n'è uno che in tutto quel mondo ovattato si chiede cosa sarà un giorno la sua vita, quando l'infanzia sarà finita e quel mondo magico non ci sarà più.

Il paese è piccolo, in Sicilia, vicino a una grande città, ma in realtà isolato per la scarsezza dei collegamenti dell'epoca. In pratica, tutto accadeva su quella lunga strada in discesa. In alto, a un estremo, c'erano i salesiani, punto d'incontro per i più piccoli, dove i bambini andavano a scuola e passavano i loro momenti liberi. A metà paese c'era la casa del bambino, con i suoi genitori e i suoi quattro fratelli. All'altro estremo della strada e del paese, dopo una grossa discesa lungo la quale si riconoscevano le abitazioni dei possidenti terrieri, il «circolo dei nobili», tre chiese che al bambino sembravano bellissime, c'era la clinica fondata dal nonno dove il padre esercitava la sua attività di medico.

Giulio, perché questo è il nome del bambino, era affascinato dal lavoro del padre impegnato a fare molte professioni là dove la sanità esisteva solo perché il nonno Raimondo, all'inizio del secolo, aveva avuto la volontà di fondare una clinica, unico posto in cui, per decine e decine di chilometri, era possibile essere curati o far nascere un figlio. In quel paese il papà di Giulio, Antonino (Nino per gli amici), era il chirurgo, l'ortopedico, il ginecologo e anche il medico condotto.

I miei genitori avevano una casa in campagna, sulla collina, da dove lo sguardo spaziava a digradare fin quasi al mare. A perdita d'occhio una serie infinita di valli si succedevano le une alle altre, intervallate da creste di monti o da dolci rilievi di colline; al mattino, finché il sole non scaldava i campi dall'umidità della notte, ogni piccola vallata era occupata da una bianca coltre di nebbia che rendeva il panorama talmente bello da sembrare magico. I campi e le colline della Sicilia in inverno e in primavera sono meravigliose distese verdi mescolate a larghi campi di margherite gialle. Se si vede anche l'Etna, lo spettacolo diventa ancora più straordinario, perché ai verdi dei campi si sovrappone il bianco della montagna innevata e, a tutto, un cielo azzurro che sembra adagiarsi sulla terra. In estate, a mano a mano che le spighe maturano, in poco tempo tutto si trasforma, i campi diventano gialli e la combinazione con l'azzurro del cielo li fa apparire di velluto dorato.

Dopo il freddo dell'inverno, finite le scuole, scoppiava l'estate infuocata, e con l'estate la libertà che solo un piccolo paese rurale poteva permettere a dei bambini. La mattina, in gruppo, si partiva in bicicletta per raggiungere la campagna di qualcuno degli amici e nuotare in grandi vasche d'irrigazione. Le strade bianche sterrate si snodavano lungo i campi, costeggiate da erbe selvatiche, finocchietti, mirto, more, ferule, che creavano macchie di colore nel giallo della campagna, e di tanto in tanto ci avvolgevano di improvvisi profumi.

La Sicilia dei miei ricordi è una terra di odori ed emozioni. Gli odori sono il profumo di zagare che riempiva l'aria quando la sera noi bambini giocavamo davanti a una chiesa o in una piazza, il profumo dei gelsomini dei giardini di Taormina dove l'estate andavamo in villeggiatura con la mamma, l'odore dei gelsi neri di cui si impregnavano le nostre magliette quando ci arrampicavamo sull'albero per coglierli, l'odore delle mandorle ancora verdi che mangiavamo con tutto il mallo, il profumo del mare quando, dal centro della Sicilia, raggiungevamo le spiagge di Porto Empedocle o di Licata. Le emozioni sono lo scoprirsi della Valle dei Templi ad Agrigento ognuna delle innumerevoli volte che l'ho vista; il tempio di Segesta, meraviglioso, misterioso, isolato sotto la montagna; le saline di Marsala e l'arrivo a Mozia con l'animo stracolmo del peso della storia, e il ritorno al tramonto con il sole che risplende sui cumuli di sale allineati lungo i canali dello Stagnone; le prime letture di Quasimodo, con la poesia dei lirici greci o l'incantata descrizione di magiche lune nel vento e gazze nere sugli aranci; ma, più di tutto, le figure dei miei genitori davanti alla casa di campagna tutte le volte che li lasciavo per tornare a Roma, quando restavano in piedi a guardare la macchina che si allontanava, mentre io cercavo di fissare la loro immagine negli occhi attraverso il finestrino posteriore dell'auto, fino all'ultimo momento prima che l'ultima curva me li togliesse dalla vista, ogni volta con la paura che potesse essere l'ultima; e infine l'immagine bellissima di mia madre, seduta sotto un pergolato di bignonie in fiore, quando, con Carla, andammo a trovarla per festeggiare con lei i suoi 92 anni.

Entrando nei poderi, il rustico delle case e l'asprezza dei terreni contrastavano con i dolcissimi profumi della campagna, delle belle di notte, del mirto, della frutta sugli alberi. I giardini erano selvatici, la campagna era contadina, non luogo di villeggiatura. Ci si recava per controllare i raccolti, la trebbiatura del grano, per raccogliere le olive o i pistacchi. Ricordo le emozioni che da bambino mi suscitava l'arrivo delle grandi macchine trebbiatrici, simili a enormi mostri rumorosi. Sapevo che a notte noi bambini saremmo rimasti sdraiati su grandi covoni di fieno, sbalorditi a guardare l'immenso cielo stellato cercando di riconoscerne le costellazioni, mentre intorno a noi il lavoro della trebbiatura del grano non si fermava, finché, sfiniti da una giornata all'aria aperta, ci saremmo addormentati per risvegliarci all'alba, col sorgere del sole.

Durante le passeggiate in bicicletta si mangiava

la frutta raccolta dagli alberi, si giocava a pallone e poi, sporchi e sudati, si rientrava a casa per il pranzo, sempre in ritardo e affannati perché ci sarebbe stato il rimprovero dei genitori, molto attenti al rispetto degli orari. Qualche volta il pranzo era ritardato perché gli interventi chirurgici di papà si prolungavano o si complicavano, e allora si stava tutti in attesa. Noi figli ci alternavamo al balcone per vedere arrivare la sua macchina e solo allora si «buttava» la pasta e ci si metteva a tavola.

Il lavoro di papà era senza sosta. La mattina la visita dei pazienti, poi gli interventi chirurgici; il pomeriggio ancora la clinica per controllare gli operati e preparare gli interventi del giorno dopo. Spesso c'erano da trattare dei casi urgenti, donne in gravidanza o piccoli traumi; non raramente arrivavano le vittime di sparatorie o di faide tra delinquenti comuni o tra esponenti della mafia locale. Era una mafia terriera, allora. Non eravamo ancora al tempo dello spaccio di droga o delle grandi speculazioni edilizie. La mafia era costituita da piccoli delinquenti che volevano gestire l'organizzazione dell'agricoltura, allora unica risorsa assieme alle miniere, con metodi illegali e con regole loro che si sostituivano alla legge. Una sera fu portato in clinica, in condizioni gravi, uno dei capi mafiosi locali, vittima di un agguato con arma da fuoco. Come succedeva spesso, anch'io ero in clinica; avevo seguito papà e dalla stanza in cui ero rimasto ad aspettarlo sentivo che dal suo studio venivano voci alterate, come di gente che si minacciava. Dopo poco la stanza si aprì e ne uscì un uomo di una certa età, con pantaloni e giacca di fustagno, il quale, visibilmente alterato in volto, si diresse verso l'uscita della clinica. Dopo qualche minuto anche mio padre uscì per andare verso la sala operatoria. Alla fine dell'intervento, che credo riuscì bene, io fui accompagnato a casa mentre papà, anche se era molto tardi, si incamminò verso il corso e, a piedi, attraversò tutto il paese, per poi fare ritorno a casa. Il giorno dopo seppi da mia madre cos'era successo. Per regolamento, tutti i feriti d'arma da fuoco dovevano essere denunciati alla stazione dei carabinieri, ma in quel caso particolare era stato chiesto a papà che tutto fosse tenuto nascosto. Naturalmente questo non era possibile e allora alle richieste erano seguite le minacce, le voci si erano alzate, mio padre aveva ingiunto all'uomo di andare via dalla clinica. A ciò era seguita la minaccia mafiosa: «Se voscenza esce da questa clinica non arriverà a casa sano!». Per questo motivo papà, dopo l'intervento, anche se era notte tarda, aveva voluto attraversare a piedi tutto il paese; se non l'avesse fatto avrebbe dimostrato di essere un vigliacco e non sarebbe stato rispettato. Forse, rispetto alla mafia di oggi, allora la vita aveva ancora valore e vi era ancora rispetto per chi dimostrava di essere coerente e di non farsi condizionare dalle minacce. Inoltre, del dottor Maira non si poteva fare a meno e il servizio che lui svolgeva era veramente prezioso per tutta la comunità.

La clinica voluta dal nonno era l'unico posto, nel centro della Sicilia e in quegli anni, in cui si poteva essere curati o operati bene, e in cui si poteva andare se un parto minacciava di complicarsi. I collegamenti stradali erano difficili; senza ancora le autostrade andare a Palermo o a Catania richiedeva parecchie ore su strade di montagna. Di mio nonno ho un ricordo molto vago; morì che io ero molto piccolo. So che prima di costruire la sua clinica, era stato direttore del piccolo ospedale di San Cataldo. Tra le carte di mio padre ho ritrovato la relazione di fine anno preparata dal nonno per il biennio 1919-1920. Leggendola, ho toccato con mano ciò che sapevo ma che non avevo mai percepito concretamente, quasi fisicamente, e cioè come il cambiamento della sanità nel passaggio di due generazioni, dal nonno a me, sia stato incommensurabile, incredibile.

Il nonno scriveva di come il numero dei letti fosse passato da otto a venti, di cui dieci per i poveri e dieci a pagamento. Come oggi, anche allora, di fronte alla carenza di rendite dell'ospedale, ci si doveva rivolgere alla «carità pubblica», con grande sua soddisfazione: «ed ho riscosso più di quanto desideravo». «Offerti, molto lodevolmente, gli otto vecchi letti in ferro dell'ospedale alle orfanelle, ho comprato venti letti verniciati in bianco, numerati, igienici, robusti. Verniciai, spendendo 20 lire, gli otto comodini e li vendetti ricavando 120 lire... Per le lenzuola mi rivolsi alla Croce Rossa Americana e ne ottenni novanta in regalo. Dalla stessa Croce Rossa ottenni un pacco di strumenti chirurgici.» Curiose sono le note relative alla parte più prettamente sanitaria. «Un vano venne adibito per sala operatoria, con lavamani in porcellana, cessando così lo spettacolo miserando di vedere i medici, avanti un'operazione, lavarsi con poca acqua in un povero catino, posto, al momento, nel corridoio.» Ma era soddisfatto anche della gestione amministrativa: «Le rendite di cui dispone oggi l'ospedale sono molto aumentate. La somma netta di cui disponeva sino al 1918 era di L. 4.500 circa e oggi è di L. 24.000 circa. Con domanda motivata ottenni L. 10.000, come sussidio, dal Ministero del Tesoro». E suscitano un sorriso di simpatia certe annotazioni di costume: «Una lode va data al Rev. Giuseppe Pignatone, che, al capezzale d'una vecchietta moribonda, senza figli, seppe ricordarle che un Ospedale sta sempre a domandare l'aiuto di chi può concederglielo. E morendo detta vecchietta lasciò L. 4.000 all'Ospedale». «E gl'impiegati che prima avevano un misero compenso, ora sono ben trattati, eccetto i Medici i quali prestano tuttora opera quasi gratuita.» La relazione affronta anche i casi clinici: «La precedenza, dato il numero dei letti sempre insufficiente, è stata data ai casi più urgenti di chirurgia. E così anche i moribondi sono entrati nella speranza benché minima che l'aiuto del medico, le cure e l'ambiente adatto, avessero potuto salvarli. E vere soddisfazioni, in casi che sembravano disperati, ne abbiamo avute non poche». I risultati chirurgici registrati erano eccellenti per l'epoca: 260 casi operati con mortalità del 3%. Tra gli interventi riportava operazioni addominali, al torace, mastoidectomie per suppurazione, interventi di ginecologia ecc. «Operazioni da me eseguite in tutto il campo della chirurgia» scriveva il nonno. Con emozione scoprii, nell'elenco degli interventi da lui effettuati, il caso di L. Liborio: «Giunto in Ospedale con gravissimo trauma al capo, fu operato di craniotomia, con asportazione di molti grammi di materiale cerebrale spappolato e di tutte le vaste schegge ossee conficcate nella sostanza cerebrale. Dopo 20 giorni uscì dall'ospedale in via di guarigione e oggi gode di ottima salute». Incredibile!

Il nonno ci teneva a evidenziare il suo rispetto per gli altri chirurghi dell'ospedale scrivendo questa frase che molti direttori di oggi dovrebbero tenere a mente: «Il Direttore ha curato e operato i malati che si sono rivolti a lui, lasciando che gli altri medici avessero curato ed operato gli ammalati che si rivolgevano a loro». Conclude il documento con un progetto da realizzare subito: la costruzione di un secondo piano per portare a 50 i posti letto. E tra le personalità cui propone di rivolgersi per i finanziamenti include anche Sua Santità «che elargisce somme a quegli istituti pii che si trovano in estremi bisogni».

Quanti insegnamenti in un documento di oltre un secolo fa!

Dopo la laurea, papà affiancò il nonno nel lavoro in clinica. Ho trovato alcune vecchie fotografie ingiallite, scattate negli anni Trenta. Una di queste mostra un gruppo di medici all'ingresso della «Clinica Maira»; tra questi il nonno e mio papà giovanissimo. Una seconda foto è presa in sala operatoria. Alcuni chirurghi sono impegnati in un intervento di chirurgia addominale. L'anestesista tiene sul viso del malato una maschera con l'etere. I chirurghi operano a mani nude, senza mascherina, né cappello. Ma la cosa per me importante è che dei due chirurghi che si fronteggiano sul tavolo operatorio uno è mio nonno e l'altro è mio padre che lo aiuta.

Alla morte del nonno, papà, anche se allora era ancora molto giovane, prese la direzione della clinica.

2

Roma e la Neurochirurgia

«Il nostro cervello, questo affinato strumento di precisione del sapere, ha ricevuto un'accordatura talmente delicata che basta una piccola arteria ostruita, un nervo scosso, una cellula stanca, una sola molecola fuori posto per ridurre al silenzio l'armonia celeste di uno spirito.»

Alois Alzheimer

Il mio contatto con la professione di papà iniziò molto presto. Durante le vacanze estive, cessati gli impegni scolastici, gli chiedevo di portarmi con sé quando andava a fare le sue visite da medico condotto e lo seguivo in clinica nella visita ai pazienti e in sala operatoria. Era una scuola di vita speciale quella che facevo in quei casi. Papà era sempre disponibile, andava a visitare le persone più umili e per tutti aveva la parola giusta e la capacità di dare conforto; era un piacere ascoltarlo e assorbire la sua esperienza! In sala operatoria era un chirurgo straordinario. Faceva gli interventi più complessi con estrema facilità. Come imparai allora, e come ebbi modo di sperimentare negli anni successivi, l'atto chirurgico ha una sua bellezza estetica che è parte integrante del risultato. Un chirurgo che si muove male, che è confusionario, che non mantiene un campo pulito, che non ha un gesto elegante, in genere neanche opera bene. Forse questo è anche il motivo che avvicina molti chirurghi all'arte e al bello. Nel modo di operare di papà vedevo l'eleganza e l'apparente facilità che è conseguenza di un gesto preciso e deciso.

Sala operatoria! Per me, appena quindicenne, la sala operatoria fu la scoperta della vita. Tutto era speciale: dagli odori di cui gli ambienti erano impregnati, ai rumori, alla ritualità della preparazione dei chirurghi e dei malati! L'etere con cui si addormentavano i pazienti e l'amuchina che, versata in grossi recipienti, serviva ai chirurghi per sterilizzare le mani e gli avambracci, creavano un misto di odori che inizialmente dava un senso di stordimento, ma a cui ben presto ci si abituava e che entravano a far parte intima della chirurgia. E poi i suoni della sala operatoria, le richieste del chirurgo, il rumore degli strumenti e degli apparecchi! Era un mondo che poteva affascinare o respingere, ma per me era un mondo nuovo e meraviglioso in cui si concretizzavano tutte le cose immaginate e sognate. Ma, soprattutto, si stringeva un rapporto speciale con mio padre, che adesso guardavo con occhi nuovi, così come con occhi nuovi il grande chirurgo guardava questo figlio, magro, fragile, ma con una volontà forte e che sembrava già avere idee chiare sul suo futuro. Guardare operare papà per me era l'inizio di una storia di chirurgia in cui tutto era importante, in cui, come avrei imparato in seguito, bisognava essere ladri e saper rubare con gli occhi tutto, il modo di prendere una pinza, il modo di rivolgersi alla ferrista o agli aiuti, il tempismo e, sopra ogni altra cosa, la pulizia dei gesti; tutto era importante e da ognuna di queste cose poteva dipendere la vita, o la qualità della vita, della persona che si stava operando. Gli interventi di papà erano intervallati da un rituale sempre uguale: mentre l'anestesista svegliava il paziente appena operato e preparava il nuovo malato da operare, lui prendeva con una pinza sterile una sigaretta e, sempre in sala operatoria, la fumava. Quei pochi minuti erano il suo modo di rilassarsi e ricaricarsi per essere pronto per il nuovo intervento. Anni dopo, avrei pensato a quei momenti negli intervalli tra i miei interventi, molto più lunghi e complessi, ma pieni della stessa passione e dello stesso senso di responsabilità verso il paziente che avevo imparato da papà.

Uno dei momenti per me più emozionanti erano i risvegli notturni quando papà, scuotendomi, mi diceva: «C'è un parto urgente, vuoi venire?».

Le prime esperienze di una nascita sono straordinarie. Oggi i servizi televisivi o i film hanno cercato di riprodurre le sensazioni di quei momenti, ma nulla può essere paragonabile all'emozione di un ragazzo che ha appena cominciato le scuole medie e che assiste alla fuoriuscita di una nuova vita dal corpo della mamma. E ancora più emozionanti erano i parti cesarei, allora fatti solamente se c'erano veri motivi medici; papà, dopo la manovra chirurgica addominale, infilava dentro la mano e traeva fuori un piccolo corpo rosato, umidiccio, sbalordito dall'esser passato, in meno di pochi secondi, dal caldo avvolgente del corpo materno al freddo e all'estraneità di un mondo da cui subito veniva traumatizzato, tirato su per i piedi, lavato, privato di colpo dell'ambiente in cui era cresciuto per nove mesi.

Se papà passava tutto il suo tempo in clinica, la casa era gestita dalla mamma. Gemma era nata a Trento e lì aveva conosciuto papà, allora ufficiale medico. Sposatasi giovanissima, la sua vita era continuata in Sicilia adattandosi ad abitudini, all'inizio, per lei completamente nuove. Se mio padre è stato il riferimento della mia vita futura, mamma, rigida ma sempre molto affettuosa, è stata il punto di equilibrio e di educazione della mia infanzia.

Da bambino la vista di mia madre mi riempiva di gioia. Mi piaceva il suo volto, così giovane, così bello quando si apriva a un sorriso che illuminava tutto e diffondeva allegria in ogni stanza. Certo non era facile gestire una casa con cinque figli, ma con il rigore trentino e con molta dolcezza ci riusciva. Nei miei ricordi l'immagine di mia madre accanto a papà mi riempie di struggimento e di amore. Papà è morto prima. Mamma è vissuta fino a 94 anni, mantenendo una stupenda lucidità mentale e l'allegria che aveva da giovane. Ricordo e ancora assaporo i momenti dolcissimi di quando sedevo accanto a lei, ne osservavo con amore le rughe che non avevano però cancellato l'antica bellezza dei lineamenti, e ascoltavo con emozione le sue raccomandazioni, sempre preoccupata che io potessi avere dei problemi, sempre sorridente quando le parlavo di Carla e della mia nuova vita.

La decisione di fare il medico e il chirurgo nacque nel periodo del ginnasio. Non avrei saputo fare altre scelte. Oggi, dopo tanti anni, visto il grande amore che nel frattempo ho sviluppato verso la musica e la natura, so che probabilmente avrei potuto fare con altrettanta passione altre due professioni, il direttore d'orchestra o l'agricoltore. L'ultimo anno del liceo classico, che frequentai a

Caltanissetta, coincise con l'apertura a Roma della nuova Facoltà di Medicina e Chirurgia dell'Università Cattolica. Era la prima Facoltà a numero chiuso, alla quale erano ammessi solamente 120 studenti, cosa che comportava un maggiore impegno per noi ma compensato da un miglior rapporto con i docenti e quindi da maggiori possibilità di imparare. Mi iscrissi per partecipare alle selezioni e andai a Roma con papà; ricordo che quello fu il mio primo viaggio in aereo. Alla selezione per entrare parteciparono più di mille candidati, ma riuscii a superare l'esame. I primi anni confermarono la mia vocazione per la chirurgia ma allo stesso tempo nacque un interesse speciale per lo studio del cervello.

L'idea di diventare chirurgo di quell'organo così importante, sede della mente, del pensiero e della coscienza, mi affascinava. Dopo un breve periodo in chirurgia generale, deluso dal lavoro di bassissima manovalanza che era riservato a noi studenti interni, chiesi di frequentare l'Istituto di Fisiologia Umana. Studiare come funziona il corpo umano mi era piaciuto molto, ma soprattutto mi aveva affascinato il fatto che il professore avesse dedicato il suo corso quasi interamente al funzionamento del cervello. Scoprii che nell'istituto si facevano esperimenti per studiare le funzioni del tronco dell'encefalo, cioè di una delle parti più delicate del cervello, sede di centri nervosi essenziali per la vita. Decisi che su quell'argomento avrei preparato la mia tesi di laurea. Rimasi tre anni in istituto imparando come si lavora in un laboratorio sperimentale, ma, soprattutto, eseguendo per la prima volta dei veri interventi di Neurochirurgia.

In Fisiologia si lavorava utilizzando un apparecchio estremamente innovativo, il microscopio operatorio. Il vantaggio della «microchirurgia» era di permettere di operare con un campo chirurgico ingrandito fino a 40 volte e con un'illuminazione straordinaria; il risultato era quello di una chirurgia molto precisa, con un rispetto assoluto delle strutture. Mi laureai nel novembre del 1968, con il massimo dei voti e la lode, discutendo la tesi nell'aula magna della nostra facoltà, la stessa in cui, nel novembre del 1998, esattamente trent'anni dopo, come professore di Neurochirurgia della stessa Università, avrei tenuto la Prolusione per l'apertura dell'anno accademico.

Già molto prima della laurea avevo deciso che avrei fatto il neurochirurgo. All'amore per la chirurgia, nato negli anni passati con mio padre, si era affiancato, durante i primi anni di università, il fascino della complessità del cervello; ma avevo anche capito che non mi sarebbe piaciuta una chirurgia fine a se stessa, in cui il chirurgo è appagato soltanto dall'esecuzione di un bel gesto tecnico. Volevo una chirurgia fatta più con la mente, dove il ragionamento fosse altrettanto importante della tecnica, dove la ricerca delle cause delle malattie e di nuove cure per guarirle fosse sullo stesso piano dell'atto chirurgico. La Neurochirurgia aveva le potenzialità per realizzare ciò che cercavo, per la complessità dell'organo di cui si occupa, e di cui allora si sapeva ancora meno di oggi, e per la vastità e la complessità delle malattie che lo colpiscono. E capivo che avevo il dovere di raggiungere il massimo livello tecnico a me consentito per non tradire la missione della specialità scelta, perché i pazienti da me sarebbero venuti soprattutto per essere operati nel miglior modo possibile e quindi era giusto fare di tutto per diventare un eccellente chirurgo. Capivo che in Neurochirurgia si entrava con una dedizione totale oppure non si entrava affatto.

Prima della laurea avevo incontrato quello che sarebbe stato il professore con cui avrei lavorato per tanti anni, Gianfranco Rossi. Il professor Rossi era allora all'Università di Genova ma, come seppi qualche mese dopo, sarebbe venuto come neurochirurgo da noi al Gemelli. Il motivo per cui avevo scelto di lavorare con lui era legato al fatto che cercavo un neurochirurgo che concepisse la Neurochirurgia non solamente come una sofisticatissima tecnica chirurgica ma anche come una modalità per approfondire lo studio della complessità del cervello. Anche per Rossi, fin dall'inizio dell'attività medica, il principale interesse era stato rivolto allo studio delle funzioni cerebrali, facendo precedere alla sua scelta per la Neurochirurgia un lungo periodo di attività presso uno degli Istituti di Neurofisiologia più prestigiosi al mondo, quello di Pisa, diretto dal professor Moruzzi. Quell'esperienza gli aveva fatto acquisire uno spirito di apertura e una curiosità scientifica non comuni allora in un chirurgo e che avrebbe trasmesso a noi suoi allievi, insegnandoci a vedere la professione del chirurgo con spirito critico, non limitandoci al solo perfezionamento degli aspetti tecnici ma tenendo sempre presente la necessità della ricerca come mezzo indispensabile per l'avanzamento della nostra capacità di capire e curare le malattie.

In Fisiologia, prima con il professor Bianconi, e con il professor Rossi poi, compresi l'importanza della ricerca, che tanta parte avrebbe avuto nel corso della mia vita professionale.

Seguendo quella che oramai avevo capito sarebbe stata la mia strada, rinunciai a un posto di assistente in Fisiologia e cominciai a lavorare nel nuovo Istituto di Neurochirurgia di Rossi. Allora avevo un semplice contratto con uno stipendio talmente basso che, ritengo per vergogna, mi veniva pagato ogni due mesi. Ma il vero vantaggio era quello di essere l'unico assistente di Rossi e del suo aiuto, venuto con lui da Genova. Fin da subito il lavoro fu massacrante ma, allo stesso tempo, entusiasmante; si passavano le giornate in sala operatoria e dopo, finiti gli interventi e il controllo dei malati in reparto, cominciava l'attività di ricerca in laboratorio. Questo mi permise di perfezionare le mie capacità chirurgiche, acquisendo in pochissimi mesi un'esperienza che oggi richiederebbe anni di impegno, e allo stesso tempo, mi fece scoprire il fascino della ricerca in Neurochirurgia.

Una notte, dopo pochi mesi da che ero entrato in Neurochirurgia, giunse al Gemelli una bimba di 8 anni con un'emorragia cerebrale. I miei due professori quel giorno avevano dovuto allontanarsi da Roma per gravi motivi personali e io mi trovavo a gestire la Neurochirurgia assieme a un altro specializzando con ancora meno esperienza di me. Il quadro clinico della piccola paziente era molto grave, la bimba era stata subito intubata e si stava facendo un'angiografia per capire dove fosse localizzata l'emorragia (allora ancora non avevamo le TC per studiare il cervello). Capii che non c'era tempo per un trasferimento in un altro ospedale, per cui telefonai a Rossi e, dopo avergli illustrato il caso, mi sentii dire: «La operi». Dovette percepire la mia paura per cui, subito, aggiunse: «Non si preoccupi, lei è perfettamente in grado di operarla». Andai in sala operatoria, al mio primo anno di specializzazione e al mio primo intervento su un cervello umano, da solo, e, mentre mi disinfettavo e mi preparavo, mi venivano in mente tutti gli interventi visti fare da mio padre e mi dicevo che lui non avrebbe avuto paura e che non potevo tradire i suoi insegnamenti; mi dicevo che per tre anni, preparando la tesi di laurea, avevo fatto un eccezionale addestramento di Neurochirurgia sperimentale, per cui avevo imparato la delicatezza del cervello e il rispetto con cui andava trattato, e mi sentii pronto a operare. Sentivo attorno a me la preoccupazione degli anestesisti, ma nel momento in cui cominciai l'intervento ogni paura svanì e tutto andò perfettamente. La bambina fu portata in rianimazione e ricordo che quella notte la passai davanti al letto della piccola paziente, in attesa che finisse l'effetto dell'anestesia, pregando che si svegliasse senza deficit, cosa che per fortuna avvenne.

Tuttavia, durante quei primi mesi in Neurochirurgia capivo che qualcosa strideva. Al rigore dell'approccio clinico e diagnostico si contrapponeva una chirurgia che a me sembrava grossolana, fatta a occhio nudo, ignorando le incredibili potenzialità che poteva offrire il microscopio. Mi sembrava incredibile che quella tecnica microchirurgica così sofisticata, che avevo usato per lavorare sul cervello degli animali quando ero nel laboratorio sperimentale, non venisse utilizzata sulle persone. Mi resi conto ben presto che tutta la Neurochirurgia che si faceva in Italia e in buona parte del mondo era grossolana, «brutta», con risultati operatori generalmente scadenti. E cominciai a scoprire che, in quel periodo, al passaggio tra gli anni Sessanta e Settanta, in alcuni centri nel mondo si cominciava ad applicare il microscopio alla chirurgia del cervello, migliorando notevolmente la precisione del gesto e i risultati dell'intervento. Decisi che, dopo che avessi acquisita una sufficiente esperienza di base, sarei andato a studiare all'estero per imparare quella che mi sembrava una vera rivoluzione, cioè la *microneurochirurgia*.

A quel tempo l'astro emergente della Neurochirurgia era Gazi Yasargil, un turco diventato primario al Kantonsspital di Zurigo. Dopo uno stage nel Vermont, da Raymond M.P. Donaghy, da cui aveva imparato le tecniche di microchirurgia sperimentale, era tornato in Svizzera e, da persona con straordinarie capacità chirurgiche e intellettive, aveva capito che il microscopio poteva costituire la vera rivoluzione nella Neurochirurgia e aveva cominciato a utilizzarlo in sala operatoria. Quando, dopo qualche anno, conobbi Donaghy, mi raccontò che Yasargil era stato il più brillante dei suoi allievi e uomo di un'intelligenza vivacissima. Per tutte queste ragioni mi innamorai letteralmente di Yasargil e avrei fatto di tutto per lavorare con lui.

Prima di finire la specializzazione in Neurochirurgia gli scrissi chiedendogli di andare a fare uno «stage» da lui e gli spedii il mio curriculum. Mi rispose che era d'accordo e che mi avrebbe preso per un anno. Cominciò, tra noi, una corrispondenza per definire il programma che avrei dovuto realizzare con lui a Zurigo e finalmente venne il momento di andare in Svizzera e prendere gli accordi definitivi. Purtroppo quel viaggio, per il quale ero partito pieno di entusiasmo e di gioia, si rivelò come una delle più grosse delusioni della mia vita da neurochirurgo. Yasargil, dopo che mi fui presentato a lui, mi disse di seguirlo in sala operatoria e che avrebbe parlato con me a fine intervento. Quando fummo soli nel suo studio si rivolse a me in modo estremamente scortese affermando che non poteva credere che io avessi veramente fatto tutte le cose che avevo riportato nel mio curriculum e che quindi ero il solito italiano imbroglione e che non mi avrebbe mai preso a lavorare con lui. Non solo tutti i miei sogni di imparare quella nuova modalità chirurgica sembravano non potersi più realizzare, ma senza nessuna colpa venivo addirittura respinto come un imbroglione. Involontariamente, però, Yasargil mi aveva fatto un grande complimento: affermando che gli sembrava impossibile che io avessi fatto quello che era riportato nel mio curriculum mi confermava che la preparazione che avevo raggiunto era eccezionale. I fatti futuri avrebbero dimostrato che da quella delusione sarebbe nata l'esperienza più importante per la mia formazione professionale.

Volendo a tutti i costi imparare la microneurochirurgia, decisi di andare negli Stati Uniti per incontrare Anthony Raimondi, un neurochirurgo italo-americano, allora molto noto, che aveva sviluppato la Neurochirurgia pediatrica e che dirigeva la Neurochirurgia della Northwestern University di Chicago. Speravo che Raimondi potesse consigliarmi nella scelta. E in effetti non ebbe dubbi e mi citò subito un giovane neurochirurgo, Jules Hardy, che lavorava in Canada, a Montréal, del quale si parlava con entusiasmo come un innovatore nel campo della microneurochirurgia, soprattutto nella chirurgia dell'ipofisi. Grazie a Raimondi ebbi subito un appuntamento con Hardy e partii per Montréal. L'approccio fu completamente diverso che con Yasargil, molto più pragmatico: mi chiese di restare con lui una settimana e di seguirlo in sala operatoria, verificò cosa fossi capace di fare, mi sottopose a innumerevoli domande facendosi spiegare cosa avessi fatto sia in campo sperimentale che clinico e, solo alla fine della settimana, lesse il mio curriculum. Poi mi disse che, se avessi superato l'esame necessario per esercitare la professione in America e nel Canada, sarebbe stato felice di avermi tra i suoi *residents*.

All'inizio di gennaio del 1975 arrivai a Montréal. La città era coperta di neve e così rimase fino a giugno inoltrato. Il lavoro in ospedale era intenso. Ma la vera difficoltà, per i primi due mesi, fu di capire il francese del Québec. È un misto del francese antico parlato dai primi coloni e di inglese americano, con una cadenza cantilenante che all'inizio confonde. Quando facevo le guardie in ospedale le infermiere erano ammirate del fatto che andassi sempre a vedere i pazienti per i quali mi chiamavano, anche se era notte fonda e il problema non era grave. La verità era che andavo perché per telefono non capivo nulla di quello che mi dicevano.

Nei primi mesi, anche lavorare con Hardy fu difficile. Appena arrivato mi assegnò una scrivania nella sua grande stanza di lavoro e mi disse quali erano i miei doveri in ospedale. La mattina si cominciava a operare alle 7, ma io dovevo arrivare prima, controllare i malati in reparto e poi andare in sala operatoria; lì incontravo Hardy e lo aiutavo negli interventi. Mi consideravo molto fortunato perché da lui venivano, come visitatori, neurochirurghi da tutto il mondo, ma solo io avevo il privilegio di poter operare con lui, e mi rendevo conto che solo a me trasmetteva i segreti della sua tecnica. Hardy stava diventando famoso perché aveva proposto una nuova chirurgia per i tumori dell'ipofisi e della base cranica: invece di praticare un approccio intracranico, utilizzava una via chirurgica che passava per il naso. Questo tipo di approccio permetteva una chirurgia meno pericolosa, meno lunga e più efficace: si passava dalle 4-5 ore di intervento a soli 45 minuti, con una drastica riduzione dei rischi chirurgici. All'inizio, tuttavia, i miei rapporti personali con lui non furono facili. Sostanzialmente, mi rendevo conto che, mentre in sala operatoria era molto disponibile e gentile, per il resto praticamente mi ignorava. Le cose andarono avanti così per i primi tre mesi, alla fine dei quali avevo quasi deciso di tornare in Italia accontentandomi di quanto già avevo fatto. Un giorno lo fermai per dirgli che volevo mostrargli i primi risultati del lavoro sperimentale che stavo facendo. Mi guardò alquanto stupito e mi chiese: «Di che lavoro parli?». Gli ricordai che, appena arrivato, avevamo parlato di un progetto di ricerca che mirava a verificare la possibilità dell'uso del laser per chiudere gli aneurismi sperimentali. Un aneurisma, in pratica, è uno sfiancamento della parete di un'arteria cerebrale che porta alla formazione di un palloncino dalle pareti fragili, che può rompersi determinando un'emorragia; rischio, 50% di mortalità, con un terzo dei sopravvissuti che rimane con gravi deficit neurologici. Nel '75 la chirurgia degli aneurismi non aveva fatto grandi progressi per cui si cercava un trattamento alternativo, non chirurgico. In quegli anni cominciavano a esservi le prime utilizzazioni in medicina dei laser, scoperti alla fine degli anni Sessanta. Tra i primi utilizzatori del laser vi furono gli oculisti e a Montréal lavorava Alain Panisset, uno degli oculisti con più esperienza al mondo sull'utilizzo del laser ad argon, di cui si serviva per curare gli aneurismi che si sviluppavano nella retina a causa di una grave forma di diabete. Scopo dei nostri esperimenti doveva essere quello di creare degli aneurismi sperimentali nelle arterie di conigli, con una tecnica di microchirurgia vascolare, e poi trattare gli stessi irraggiandoli con il laser di Alain.

Dopo che gli ricordai quale fosse il protocollo sperimentale, con ancora più stupore Hardy mi chiese: «Ma quando hai fatto gli esperimenti se siamo sempre in sala operatoria?». Gli risposi che li facevo di notte, finiti gli interventi e dopo aver controllato i malati del reparto. Gli mostrai i risultati del mio lavoro, che in seguito furono oggetto di una splendida pubblicazione scientifica. Da quel momento i nostri rapporti cambiarono nettamente. Per lui io esistevo, non ero più l'italiano emigrato con la valigia di cartone legata con lo spago, di cui Montréal doveva essere stata piena.

E cambiò nettamente la qualità del mio lavoro. In sala operatoria non aiutavo più ma operavo nella maggior parte dei casi, con Hardy che mi assisteva e mi consigliava. Dopo la sala operatoria andavo in sala sperimentale, che lì era organizzata meglio di una sala operatoria; avvisavo del mio arrivo per telefono e trovavo tutto pronto, con due tecnici che mi aiutavano e un tavolo operatorio perfettamente attrezzato. Gli esperimenti che facevo erano per me un eccezionale esercizio di microchirurgia e mi permettevano un addestramento nell'uso del microscopio e nella chirurgia vascolare, cosa che si sarebbe rivelata utilissima al mio ritorno in Italia. Essi, inoltre, rappresentavano un allenamento a effettuare un intervento difficile e cioè il by-pass vascolare che, ideato da Yasargil e Donaghy, cominciava a essere praticato in pochissimi centri al mondo, e che, tornato in Italia, cominciai a eseguire sull'uomo. Il by-pass era indicato nei casi in cui, per un ictus, si chiudeva uno dei vasi che portano il sangue al cervello; l'obiettivo era quello di creare un canale vascolare alternativo e fare giungere nuovamente il sangue a quelle aree cerebrali dove la trombosi aveva arrestato il flusso. Per realizzare il by-pass si suturava uno dei vasi che portano il sangue al cuoio capelluto, quello che sentiamo pulsare se mettiamo un dito davanti all'orecchio, a un vaso della corteccia cerebrale. In questo modo l'arteria, invece di andare alla pelle del cranio, porta sangue nuovo al cervello. La sutura viene effettuata con un filo 11-0, cioè talmente sottile da non essere visibile a occhio nudo, ed è un tipico esempio di chirurgia che, senza l'uso del microscopio, non avrebbe mai potuto essere realizzata.

La storia del by-pass extra-intracranico è singolare e si pone esattamente all'opposto del progresso della medicina. Al fine di valutare la concreta efficacia dell'intervento fu organizzato uno studio internazionale, guidato da un neurologo canadese, con lo scopo di raccogliere un rilevante numero di casi trattati in tutto il mondo e verificare i risultati che si ottenevano. Alla fine dello studio si concluse che l'intervento di by-pass non era in grado di migliorare la storia naturale della malattia ischemica e che quindi non aveva senso praticarlo. Da quel momento le compagnie di assicurazioni, negli Stati Uniti, cancellarono il by-pass dall'elenco degli interventi rimborsabili e in poco tempo quel tipo di operazione non venne più effettuata in nessuna parte del mondo. Tuttavia, come succede con ogni esperimento, i risultati che si ottengono dall'analisi sono fortemente dipendenti dalle condizioni sperimentali. Se, per esempio, voglio studiare l'effetto delle basse temperature sulla funzione cardiaca e non verifico che le temperature siano veramente basse, i risultati ottenuti possono portare a delle conclusioni fallaci. In effetti, l'insieme degli esami strumentali che vennero effettuati sui pazienti prima e dopo l'intervento di by-pass, e sui quali si basava la valutazione dei risultati, a un'analisi successiva si rivelarono inadatti per lo scopo dello studio; inoltre, il riscontro di uno scarso rigore scientifico nelle modalità con cui i chirurghi parteciparono allo studio fece sospettare fortemente che i risultati ottenuti non potessero considerarsi attendibili. Malgrado ciò, l'esito fu di eliminare dall'elenco delle procedure chirurgiche un intervento che, secondo il mio parere, e secondo i risultati che noi avevamo osservato nei nostri pazienti, avrebbe potuto essere utile nei casi di trombosi dei vasi cerebrali. Ancora oggi noi eseguiamo gli interventi di by-pass, in casi selezionati di pazienti, con risultati molto buoni.

Con Jules Hardy andavo spesso a passare i fine settimana a Magog, una località come ce ne sono tante nel Québec, dove, nella foresta, sul bordo di un lago, lui aveva una bella casa di legno. Erano giornate fantastiche perché Jules era una persona fondamentalmente curiosa, di un'intelligenza un po' polemica ma viva, e amante della conversazione. Stare con lui era estremamente stimolante e la conversazione mai banale. Quando non si parlava di Neurochirurgia (ma a me interessava molto parlare con lui di Neurochirurgia!) gli argomenti riguardavano i vari aspetti della vita. Jules era sposato con una delle donne più belle che avessi visto a Montréal. Purtroppo il loro matrimonio ebbe molti momenti di crisi. Dopo che fui tornato in Italia, in uno di questi momenti Hardy venne a passare qualche mese da noi. Poi si separarono e Jules incontrò una donna straordinaria, Vera, sorella di un neurochirurgo di San Paolo del Brasile, che da allora è stata, oltre che la sua seconda moglie, l'amore vero della sua vita.

Alla fine della mia esperienza in Canada, Jules volle venire a Roma per assistermi nei primi casi di adenomi ipofisari italiani. Nel corso di questi lunghi anni le sue visite a Roma sono state tante, facendo così crescere un'amicizia straordinaria con un uomo eccezionale.

Ho già detto della mia esperienza con Yasargil e di come fosse finito male il mio viaggio a Zurigo. Quando la mia permanenza in Canada stava per concludersi, Jules mi disse che da lui avevo fatto progressi molto importanti nella microneurochirurgia e che a Montréal avevo imparato molte cose; aggiunse, però, che non avrei mai avuto una formazione completa se non fossi andato per uno stage anche a Zurigo. Yasargil era l'unico da cui avrei potuto imparare veramente la chirurgia degli aneurismi e di alcuni tumori della base cranica per i quali era considerato un maestro. Con grande disappunto dovetti promettergli che sarei andato. Yasargil si dimostrò molto felice della mia visita (penso che Hardy gli avesse parlato!) e da quella volta tornai spesso a Zurigo, passando lì un mese ogni anno, per molti anni.

La sala operatoria di Yasargil era un vero santuario della Neurochirurgia, dove si recavano in pellegrinaggio neurochirurghi da tutto il mondo. Non vi erano mai meno di quindici visitatori i quali dovevano seguire le regole che lui aveva stabilito, perché come in tutti i santuari anche lì vigevano regole di comportamento rigidissime. Prima regola: dopo aver assistito alla preparazione del paziente, che Yasargil faceva di persona, ci si sedeva ordinatamente su una lunga panca alle sue spalle e si seguiva l'intervento sui monitor che riproducevano esattamente il campo operatorio su cui lui operava. Seconda regola: il rispetto del silenzio doveva essere assoluto; se qualcuno tossiva, si avvicinava un'infermiera, offriva una mentina e diceva che al secondo colpo di tosse si era pregati di lasciare la sala operatoria. Probabilmente a questo punto qualcuno potrebbe chiedersi perché restavamo e subivamo questi comportamenti paranoici. La risposta è che c'era anche una terza regola, la più importante, e questa consisteva nel fatto che Yasargil era veramente uno straordinario maestro della Neurochirurgia e ogni suo intervento era una lezione. Tutto quello che faceva lo spiegava nei minimi particolari e, per la prima volta, chi assisteva percepiva di entrare veramente nei meandri più segreti del cervello. Da Yasargil capii quanto fosse importante carpire i segreti di un chirurgo. Tornando a casa rileggevo gli appunti presi e cercavo di capire tutto quello che avevo visto, dal perché teneva in mano le pinze in un certo modo, al gesto che faceva per prendere uno strumento, a come gli avevo visto liberare un nervo da un tumore, a come gli avevo visto chiudere un aneurisma. E mi rendevo conto che, assieme a tutto ciò che avevo imparato da Jules, gli insegnamenti di Yasargil mi stavano fornendo un bagaglio di conoscenze tecniche che sarebbero state alla base della mia formazione neurochirurgica e di come sarei stato nella veste di neurochirurgo.

Al mio rientro a Roma si cominciò a fare la microchirurgia anche da noi. E debbo dire che i risultati degli interventi cambiarono e che finalmente anche da noi si cominciò a fare una Neurochirurgia moderna. Ma non fu tutto facile. Ricordo che, appena tornato da Zurigo, si dovette operare un paziente con un grosso angioma cerebrale. Naturalmente preparai il microscopio ma ero molto preoccupato perché non si trattava di un intervento semplice. Rossi, entrando in sala operatoria, si rivolse a me e mi disse: «Se la sente di operarlo con il microscopio o lo opero io a occhio nudo?».

Se volevo che la microchirurgia prendesse piede non potevo non raccogliere la sfida; da quel giorno il microscopio fu sempre presente nella nostra sala operatoria!

Nel raccontare la storia della mia vita un breve accenno merita Roma, diventata, dai 18 anni in poi, la mia città. A Roma venni, accompagnato da mio padre, per iscrivermi all'università, e da quel momento cominciò la mia vita romana. La curiosità e l'entusiasmo per questa città mi portarono a passare i primi tempi dell'università a scoprirne le meraviglie. Ricordo che una delle cose che più mi colpirono fu via Giulia, e una delle prime cose comprate con i miei soldi da giovane studente fu un librone su questa via che lessi come se fosse stato un romanzo, affascinato dalla storia di questa strada, dove in ogni angolo riecheggia il nome di un personaggio straordinario: Giulio II, Bramante, Michelangelo, Raffaello, e tanti altri.

Da allora Roma è stata la mia città. Per la mia formazione ho passato alcuni anni all'estero, tra Canada, Stati Uniti e Svizzera; inoltre, come succede spesso a chi intraprende la carriera universitaria, la mia professione mi ha portato per cinque anni fuori Roma, in Umbria; ma ho sempre mantenuto Roma nel cuore e ho sempre lavorato per tornare a Roma.

Tra le aule dell'Università Cattolica, i reparti del Policlinico Gemelli e le vie di questa città, ho passato più di tre quarti della mia vita.

Roma per me significa anche «amicizia». Sia per il mio lavoro sia per incontri fatti per altri motivi, a Roma ho gli amici veri della mia vita, alcuni conosciuti tanto tempo fa, alcuni recenti ma non meno cari. E questa è una delle ricchezze più importanti che il vivere a Roma mi ha dato. A Roma ho ritrovato mia cugina Grazia, più giovane di me e affermata penalista, creando uno splendido legame fatto di tanto affetto.

Roma è stata lo scenario di gran parte della mia

vita, la città in cui ho sviluppato una professione che ho amato e che amo immensamente, la città in cui sono stato felice, in cui molte volte ho pianto, la città che mi ha offerto emozioni incredibili, la città che, in un'età della mia vita in cui credevo che tutto fosse successo, mi ha regalato una donna straordinaria che adesso è diventata mia moglie.

Essere romani, anche se di adozione, fa sentire importanti e privilegiati.

Grazie per tutto questo, Roma!

3

Storie di pazienti

«Come non vedere che null'altro la Natura ci chiede con grida imperiose, se non che il corpo sia esente dal dolore, e l'anima goda d'un senso di gioia, sgombra d'affanni e timori?»

Lucrezio, *De rerum natura*

Ho avuto la grande fortuna di amare il lavoro che faccio e di considerarlo speciale. Ha scritto Primo Levi ne *La chiave a stella*: «Se si escludono istanti prodigiosi e singoli che il destino ci può donare, l'amare il proprio lavoro (che purtroppo è privilegio di pochi) costituisce la migliore approssimazione concreta alla felicità». Ma come tutti gli amori anche questo è molto esigente e non ammette distrazioni. È un lavoro che ti porta a contatto con la gente, di tutti i tipi e di tutti i livelli sociali. E con la sofferenza. Ed è un lavoro che bisogna fare con il cuore, con umanità, sempre. Anni fa sono stato da Madre Teresa, a Calcutta, e lì ho visto molta sofferenza. Ma con gli anni mi sono reso conto che Calcutta è nelle case di chiunque si ammali di una malattia grave. Calcutta è anche a Roma;

il dolore è uguale dappertutto. E ho imparato che per fare bene questo lavoro bisogna avere sempre due punti di riferimento: il bene del prossimo e il bene della propria anima. C'è una bellissima parabola indiana che dice: «Se hai due pani, uno dallo ai poveri; l'altro vendilo e compra dei giacinti per nutrire la tua anima». Non bisogna mai fare di questo lavoro una routine, ma tenere sempre viva la freschezza del respiro dell'anima.

Nel ripercorrere gli anni della mia vita non posso non pensare ai tanti pazienti di cui, nell'arco di una lunga carriera, mi sono occupato. Molti sono andati bene; qualcuno purtroppo non ce l'ha fatta, spesso per la gravità della malattia. Di alcuni di questi pazienti voglio raccontare la storia, di molti non posso parlare.

Spesso, nella professione del medico, si rimane in superficie nella conoscenza delle persone, limitando il contatto a quei colloqui necessari per programmare l'intervento, alle raccomandazioni da seguire dopo, a qualche incontro con i familiari prima e dopo la sala operatoria. Ma qualche volta, per qualche motivo, si entra nella complessità dei rapporti e dei problemi che ogni malattia determina, nell'ambito personale del malato e della sua famiglia.

Quando le situazioni ci portano a superare questo limite e a entrare nel mondo che circonda il malato, allora si scopre una realtà impensata e ci si rende conto di cosa c'è dietro quello che per un chirurgo è solamente un atto consueto, non di routine perché nessun atto medico può mai diventare di routine, specialmente se si parla di chirurgia del cervello, ma di normale lavoro. Ci si rende conto che dietro ogni malato che operiamo si muove un mondo di affetti o di interessi e, soprattutto, di preoccupazioni.

Le reazioni e le emozioni dei familiari, specialmente quando ti aspettano alla fine di un intervento, ti fanno capire quanto sia stato importante per loro quello che tu hai appena fatto e come, mentre tu eri dentro occupato a operare, fuori vi era qualcuno che dipendeva da quel tuo lavoro.

Voglio ricordare qualche caso in cui i fatti mi hanno portato dentro il problema, dentro la famiglia, dall'altra parte di quella realtà che ero abituato a vivere.

Bambini di Monterchi

Monterchi è un piccolo paese della bassa Toscana, al confine con l'Umbria. È noto perché Piero della Francesca vi dipinse uno degli affreschi più belli dedicati alla Madonna che vi siano, *La Madonna del Parto*. Monterchi per me è importante perché, come in tanti altri paesi, vi è una scuola elementare; e in questa scuola elementare, agli inizi degli anni Novanta, mi capitò di avere un incontro straordinario.

Tutto cominciò perché un giorno operai un bambino di 6 anni di un tumore al cervello. La mattina prima dell'intervento mi giunse una lettera, insolita, di quelle che scrivono i bambini, scritta su un foglio come si usano alle elementari, con le righe, piena di disegni di fiori, dentro una grossa busta di colore giallognolo. A scrivere erano gli alunni della prima elementare di Monterchi, compagni di scuola del piccolo che avrei operato. Mi ringraziavano per quello che avrei fatto per il loro piccolo compagno di scuola e si raccomandavano che tutto andasse bene. L'intervento fu complicato, ma senza problemi, e il tumore poté essere rimosso. Io, preso dai mille problemi di un reparto difficile e dalle immancabili urgenze, rimossi dalla mia mente la lettera dei bambini di Monterchi, finché, molti mesi dopo, mettendo ordine tra alcune carte, me la ritrovai tra le mani. Realizzare che non avevo risposto a dei bambini che con tanto amore mi avevano scritto mi fece sentire in imbarazzo;

rispondere dopo tanto tempo sarebbe stato ancora peggio. Allora presi una decisione. Chiamai la preside della scuola e le dissi che mi sarebbe piaciuto andare a visitare la classe per ringraziare i bambini della loro lettera. La preside fu molto contenta e si fissò il giorno in cui sarei andato. Quando arrivai alla scuola elementare mi accorsi che tutte le classi erano riunite nella palestra e che io ero l'ospite d'onore che tutti aspettavano. Quella giornata fu un misto di emozione e di imbarazzo, ma soprattutto un'esperienza straordinaria. I bambini, di differenti età, mi riempirono di domande sulla medicina, sulla Neurochirurgia, su come ci si sente quando si opera al cervello, sul perché avessi scelto di fare il neurochirurgo, su come avevo operato il loro piccolo amico. Un bambino mi chiese se avevo mai avuto delle onorificenze. Io risposi di no, ma che per me quella mattina passata con loro sarebbe stata la più importante delle onorificenze. Alla fine mi si avvicinò una piccola, con la coda di cavallo e l'aria triste, e mi chiese: «Ma come si fa ad accorgersi che si ha un tumore al cervello?». Devo confessare che la domanda mi meravigliò e cercai una risposta comprensibile. Risposi che in genere il paziente avverte dolore alla testa e allora deve recarsi da un medico il quale farà subito la diagnosi e il paziente così potrà essere curato e guarirà. La bambina si fece sempre più triste e con un filo di voce e una lacrima che le scendeva sul viso aggiunse: «Mio nonno aveva mal di testa, ma il suo medico non ha capito che aveva il tumore e mio nonno è morto!».

Alla fine della mattina mi regalarono alcuni poster con disegni fatti da loro ispirandosi alla *Madonna* di Piero della Francesca e la giornata finì con una visita allo splendido dipinto di cui tengo, con tanto amore, un loro poster nel mio studio.

Arianna G.

Un giorno mi portarono una ragazza giovane, 18 anni. Aveva avuto un'emorragia cerebrale per la rottura di un angioma cavernoso del tronco dell'encefalo. Sarebbe stato un problema semplice se l'angioma fosse stato in un'altra sede, ma il tronco dell'encefalo è una delle sedi più profonde e nascoste del cervello e contiene una serie di strutture importantissime per la vita e per alcune funzioni neurologiche, quali i movimenti degli occhi, la forza degli arti, l'equilibrio, la stessa coscienza ecc. Si programmò l'intervento, pur sapendo che le difficoltà erano notevoli, ma sapendo anche che la probabilità di un nuovo sanguinamento era molto alta e in quel caso le conseguenze sarebbero state estremamente gravi. Il giorno prima dell'operazione i genitori chiesero di parlarmi. Li incontrai nel mio studio. Il padre, medico, si sedette in disparte, la mamma mi venne vicino, mi prese le mani e, stringendomele forte, mi disse: «Professore, dopo una notte di riflessione abbiamo preso una decisione. Noi pensiamo che sia meglio che nostra figlia non venga operata!». Difficile non rimanere scossi da un discorso così inatteso e così insolito. Ero abituato a sentirmi dire: «Faccia tutto il possibile, ce la metta tutta, siamo nelle sue mani!». Mi spiegarono che non volevano che la figlia, una bella ragazza, rimanesse deturpata dall'intervento, visto che i rischi di possibili deficit erano molto alti. Qual è in questi casi il dovere del medico? Quale manuale o quale lezione insegna come comportarsi in circostanze simili? Bisogna assecondare i desideri dei familiari? Opporsi e andare avanti lo stesso? Con quale diritto? Con quali rischi personali? Istintivamente strinsi anch'io le mani che ancora avevo tra le mie e, serenamente, parlai a lungo con quella mamma e le feci capire che l'intervento andava fatto perché la cosa più importante era salvare la vita di Arianna. Rimanemmo così, a lungo, poi fu dato il consenso. L'intervento fu veramente difficile e mentre operavo Arianna non potei fare a meno di pensare ai genitori che fuori dalla sala operatoria sicuramente stavano chiedendosi se avevano preso la decisione giusta. Arianna si svegliò benissimo, senza alcun deficit. Da allora, nella ricorrenza dell'intervento, i genitori di Arianna ci invitano per festeggiare quello che per loro è diventato un secondo compleanno della loro figlia.

Il 15 gennaio 2014 ho ricevuto un messaggio: «Buongiorno prof., sono Arianna. Volevo dirle grazie per quello che ha fatto per me, per quello che mi ha dato la possibilità di fare e per quello che sto facendo. Sto lavorando con colleghi splendidi e domani darò l'esame all'università. Mi sono ri-iscritta e questo lo devo solo a lei. Grazie davvero. Di tutto. Le auguro tutto il meglio per lei e per Carla».

Il giorno dopo, alle 20.40, mentre ero a cena con Carla e stavo commentando il mio incontro con il nuovo rettore della mia Università, arrivò un secondo WhatsApp: «Trenta e lode!!». Allora pensai che quel messaggio valeva più di tutto, molto più di un incontro poco gradevole con un freddo rettore!

Lilli F.

Anche il terzo caso che voglio ricordare riguarda una giovane ragazza. Lilli non aveva neanche 20 anni quando venne da me per un tumore cerebrale. Si trattava purtroppo, come scoprimmo dall'esame istologico, di un glioblastoma, il più maligno dei tumori che possano colpire il cervello, un tumore che richiede anche radio e chemioterapia e che, malgrado tutti i trattamenti possibili, ha una sopravvivenza media che non supera i quindici mesi. L'intervento andò bene e Lilli, malgrado conoscesse la natura del suo tumore, decise di condurre una vita assolutamente normale. Volle iscriversi alla Facoltà di Medicina e riuscì ad arrivare alla soglia della laurea. Il tumore mostrò un andamento insolitamente torpido e progredì lentamente nel corso di molti anni, anche se furono necessari altri quattro interventi, tutti superati bene. Poi l'ultima recidiva tumorale non diede scampo e Lilli ci lasciò.

In tutti gli anni della vita di Lilli ebbi modo di conoscere la sua straordinaria famiglia, di entrare nell'altro mondo, quello che vive dietro e dentro la malattia e che spesso sfugge ai medici. Innanzitutto erano straordinari la partecipazione e il sostegno dei suoi innumerevoli fratelli, cugini e amici. Quando andavo a salutare Lilli prima di ogni intervento, aprendo la porta trovavo la stanza piena di ragazzi, preoccupati ma allegri, consapevoli della gravità ma anche della necessità di sostenere Lilli emotivamente. Di Lilli, prima di ogni intervento, mi colpiva il sorriso sempre sereno, quasi a voler essere lei a dar forza agli altri; e mi inteneriva quando, affettuosamente, mi chiamava «zio Giulio».

Apprezzai anche la dignità e la serenità della famiglia, ammirevole nel coraggio e nella fede. Dopo la morte di Lilli i familiari decisero di ricordarla, non con tristezza e risentimento verso il mondo e il destino, ma positivamente, istituendo in nome della ragazza una fondazione che si occupasse del sostegno economico e logistico dei malati e dei loro familiari e che elargisse borse di studio per giovani ricercatori. Una volta l'anno, nella loro città, viene organizzato un convegno scientifico nel ricordo di Lilli; non sempre sono riuscito a esserci, ma quelle volte in cui ho partecipato sono state per me delle lezioni per capire quanto ogni paziente che noi vediamo o operiamo, che superi la malattia o no, sia parte di un mondo vasto e pieno di emozioni, e come ogni intervento che facciamo determini una catena di effetti che vanno ben al di là di quello che noi possiamo immaginare.

Alla famiglia di Lilli devo molta riconoscenza perché da loro ho imparato il coraggio e la dignità nel dolore, la capacità di trasformare un ricordo doloroso in un'occasione di bene e di sostegno verso chi soffre come hanno sofferto loro.

Dopo qualche anno dalla morte di Lilli, in occasione di una delle manifestazioni della Fondazione Atena, ottenemmo che il preside della Facoltà di Medicina da lei frequentata consegnasse ai suoi genitori la Laurea «ad honorem» in Medicina e Chirurgia dedicata a Lilli.

Elisabetta G.

Durante il nostro percorso ci possono accadere cose orribili che magari nascondono cose altrettanto belle e inaspettate. Sai, non ho mai creduto in Dio e nella religione. Infatti, quando sono entrata in quella sala operatoria non sapevo a chi o a cosa aggrapparmi, cercavo di credere che qualcuno da chissà dove mi proteggesse in quella situazione, ma non ci riuscivo.
Dopo un po' di giorni capii molte cose. Conobbi la persona che mise le sue mani a mia disposizione e non facevo altro che guardare quelle mani con la voglia di stringerle forte!
Quel giorno non parlavo, ma ho pensato tanto... adesso posso dire di aver capito una cosa importante. Ognuno ha il suo «Dio» dentro di sé; per alcuni è il Dio divino, per altri potrebbe essere un genitore o una persona particolarmente cara: l'importante è

capire che ognuno ha il suo. Ho capito che anch'io ho una persona cara che vive costantemente dentro di me, che non va adorata e non è necessario pregare per essa. Ciò che mi ha spinto a scriverti queste cose è la voglia di farti sapere quello che sento: Tu respiri dalla stessa pancia mia!

Auguri!

Elisabetta (Natale 2012)

La ragazza che ha scritto questa lettera, aveva 16 anni. Adesso non c'è più. Era stata colpita da un tumore maligno al cervelletto. Fu operata due volte, ma poi la diffusione del tumore non permise di fare più nulla. Ricordo che quando si decise di sottoporla al secondo intervento era l'inizio dell'estate. Elisabetta fu d'accordo ma, con grande decisione, disse che voleva passare al mare quell'estate che stava per arrivare; l'intervento si sarebbe fatto dopo. Sapevamo tutti che difficilmente per lei ci sarebbe stata un'altra estate e rimandammo l'intervento all'autunno. Dopo l'estate tornò in reparto abbronzata e felice.

Elisabetta visse ancora qualche mese, poi, con la sua dolcezza, volò in cielo dove il Dio che aspetta di abbracciare chi ha tanto sofferto, il Dio che, senza rendersene conto, aveva dentro di sé, stava aspettandola.

Le storie di Lilli e di Elisabetta, due ragazze colpite da un male incurabile nel pieno della gioventù, quando avevano un'immensa voglia di vita e ancora tanti sogni da realizzare, così come le storie di tanti altri ragazzi che non sono mai guariti malgrado interventi apparentemente ben riusciti, mi hanno fatto riflettere sul significato del mio lavoro. La Neurochirurgia ha fatto progressi importanti in questi ultimi anni nel corso dei quali abbiamo vissuto momenti di sviluppo tecnologico eccezionale. Malgrado ciò, ci accorgiamo che di fronte a molte malattie siamo assolutamente impotenti e possiamo offrire solamente soluzioni parziali e non definitive. Nel campo dei tumori cerebrali maligni, per esempio, compiamo interventi di altissima qualità ma sappiamo che quel tumore si riformerà presto perché la rimozione chirurgica non ne rappresenta la cura e la soluzione definitiva va cercata per altre vie. Tante volte ci troviamo impotenti di fronte al danno cerebrale che rimane dopo un trauma o un'emorragia, e non sappiamo far nulla quando dobbiamo curare una lesione midollare che ha determinato una paraplegia. Se si rompe un aneurisma intracranico i danni che ne possono conseguire possono essere gravissimi, con un tasso di mortalità del 40-50%; se solamente avessimo potuto sapere prima che quel malato era portatore dell'aneurisma avremmo potuto prevenirne le gravi lesioni.

Tutto questo, unito al grande impulso dato dalle conoscenze raggiunte nella biologia molecolare e nella genetica e alle nuove frontiere aperte dall'uso delle cellule staminali, mi ha spinto a realizzare qualcosa che si occupasse delle ricerche nel campo delle neuroscienze, in modo da applicare alle malattie neurologiche, e alla Neurochirurgia in particolare, le nuove conoscenze raggiunte in questi campi. È la consapevolezza dei nostri limiti che deve spingerci a guardare avanti e a cercare nuove strade, nella speranza di trovare quella giusta.

Per tutte queste ragioni, nell'aprile del 2001, ho fondato l'Associazione Atena Onlus, oggi divenuta Fondazione, con lo scopo di promuovere la ricerca nel campo delle neuroscienze e migliorare la cura di malattie per le quali ancora non esistono cure efficaci. In questi anni la Fondazione si è adoperata per avviare nuovi progetti di ricerca, costituire laboratori e finanziare ricercatori, elargire borse di studio a giovani laureati che vogliono iniziare un'esperienza nella ricerca, favorire lo scambio e la divulgazione delle conoscenze scientifiche.

Ho capito che nel campo della medicina non ci si può limitare a quello che si riesce a fare oggi. Per molte malattie ancora mancano cure efficaci e allora bisogna cercare strade nuove che solo la ricerca può permetterci, nel convincimento che dalla ricerca di oggi dipenda la qualità della nostra vita di domani. Solo la ricerca può aiutarci a costruire, per noi e per i nostri figli, un futuro in cui le malattie possano essere diagnosticate in tempo e curate in modo definitivo.

Nel corso degli anni, la Fondazione Atena ha modificato il suo modo di fare divulgazione e, grazie allo straordinario lavoro e ai suggerimenti di mia moglie Carla Vittoria, alle feste di beneficenza nei giardini di Villa Medici, sede dell'Accademia di Francia, si è sostituita un'attività meno mondana ma molto più scientifica. Grazie a una proposta di Veltroni, allora sindaco di Roma, che mi suggerì di utilizzare uno spazio più «romano» per le manifestazioni di Atena, offrendomi le sale del Campidoglio, dal 2006 la manifestazione annuale di Atena si svolge presso la Sala della Protomoteca e consiste nella consegna di premi a eminenti scienziati e in un dibattito scientifico su argomenti di neuroscienze. Credo che una delle mie più grandi soddisfazioni sia quella di vedere, ogni anno, la sala completamente piena di persone che stimano Atena, le quali per almeno due ore rimangono sedute, con grande interesse e partecipazione, ad ascoltare illustri personalità che parlano di scienza.

Fare ricerca, purtroppo, è un'attività che richiede tempo e soldi, due cose che, per chi fa il chirurgo e passa la maggior parte del suo tempo in sala operatoria o nelle stanze di un ospedale, è difficile avere. Ma per me dedicare tempo alla ricerca e imparare a chiedere finanziamenti è stato come un dovere verso i malati. Dovevo curarli bene, e farlo nel modo migliore che le mie capacità potevano permettermi, e a questo obiettivo avevo dedicato tutta una vita, andando in ogni parte del mondo dove si faceva qualcosa di nuovo e riservando allo studio buona parte del mio tempo. Ma dovevo impegnarmi anche nel cambiare tante cose che nella medicina non andavano bene, con la consapevolezza che ognuno di noi può e deve dare un contributo, sia pur piccolo, al progresso del Paese e della società. Alla ricerca dedicai la Prolusione per l'apertura dell'anno accademico 1998-1999. Nel novembre del 1998, infatti, dopo cinque anni in Umbria che rimarranno come una delle esperienze più belle e formative della mia vita, fui chiamato dalla mia Università a ricoprire quel ruolo di cattedratico che era stato ricoperto dal mio maestro, Gianfranco Rossi. Quella prolusione la dedicai a *La ricerca e la Neurochirurgia*: fu l'inizio di un impegno costante a fare e promuovere la ricerca.

4

Tre grandi politici: Scalfaro, Andreotti, Cossiga

«Ragione e passione sono le vele della nostra anima vagante. Se la ragione governa da sola è una forza che imprigiona; ma la passione incustodita è una fiamma che brucia fino a distruggersi.»

Kahlil Gibran

Nella mia vita ho curato molti personaggi importanti. Di molti non posso parlare, ma di altri voglio raccontare la storia, innanzitutto perché i fatti di cui parlo sono già conosciuti e, soprattutto, perché, nel rapporto particolare con loro, ho potuto scoprire aspetti personali che, al di là della malattia, mi fa piacere ricordare.

Oscar Luigi Scalfaro

Il presidente Scalfaro fu uno dei primi personaggi «importanti» da me operati. Eravamo agli inizi degli anni Novanta, era già stato ministro degli Interni ed era uno dei più importanti uomini politici italiani. Aveva avuto un malore mentre mi trovavo all'estero per un congresso; aveva lamentato una cefalea strana e una risonanza magnetica aveva evidenziato la presenza di un piccolo ematoma tra l'osso e il cervello, causa del mal di testa, ma anche un voluminoso adenoma ipofisario. Gli adenomi ipofisari sono tumori benigni che nascono dalle cellule dell'ipofisi, cioè di quella ghiandola annidata nella porzione più profonda del nostro cervello, subito dietro il naso e le orbite, non più grande di un centimetro cubo ma talmente importante da essere essenziale per la vita. L'ipofisi, infatti, pur non essendo più grande di una nocciola, è il più importante laboratorio chimico del nostro corpo; con le sue cellule secerne una serie di ormoni e controlla l'equilibrio endocrino dell'intero organismo. È grazie all'ipofisi che la tiroide funziona, che il surrene secerne il cortisone endogeno e ci aiuta nelle situazioni di stress; grazie a un altro ormone ipofisario, quello della crescita, noi ci sviluppiamo fisicamente e raggiungiamo le dimensioni che ci caratterizzeranno per tutta la vita; grazie all'ipofisi le donne hanno il ciclo mestruale, sono fertili e possono allattare; un ormone ipofisario permette agli uomini di sentire il desiderio sessuale. Quando non funziona l'ipofisi, vengono meno molte funzioni che ci permettono di vivere in salute. Anche le cellule ipofisarie, come la maggior parte delle cellule del nostro organismo, possono degenerare e diventare tumorali; per fortuna i tumori che ne derivano, gli adenomi ipofisari, tra i più frequenti tumori intracranici, sono benigni. Fino a qualche anno prima, rimuovere un adenoma ipofisario avrebbe richiesto un intervento complesso e rischioso, della durata di molte ore; avremmo dovuto fare una craniotomia, cioè l'apertura della scatola cranica, scendere nella profondità del cervello e passare tra i nervi ottici, cercando di evitare anche il più piccolo danno. Dalla fine degli anni Settanta, grazie all'attività di uno dei più grandi neurochirurghi del secolo scorso, il canadese Jules Hardy, l'ipofisi si raggiunge con un intervento molto più breve (45'), meno complesso, passando per il naso ed eliminando totalmente i rischi della craniotomia.

Ma torniamo alla nostra storia. Scalfaro fu visto da altri neurochirurghi più anziani di me i quali gli dissero di stare tranquillo perché il suo piccolo ematoma sarebbe guarito da solo; per quel che riguardava l'adenoma all'ipofisi, non doveva preoccuparsene perché non gli avrebbe mai dato problemi. Quando rientrai in Italia mi fu richiesto un parere e, viste le immagini, mi allarmai per le dimensioni dell'adenoma e per i rischi che l'onorevole correva. Cercando di non allarmarlo troppo gli spiegai che correva il rischio di andare incontro a un ipopituitarismo, cioè a tutti i problemi legati a un'alterata funzione dell'ipofisi, ma soprattutto di avere disturbi visivi, come sdoppiamento delle immagini o calo del visus, e mal di testa. Per quanto fossi stato presentato come una persona particolarmente competente sulle patologie ipofisarie, avvertii una certa diffidenza; quello che dicevo io, giovane medico, strideva talmente con quanto era stato detto prima da persone più autorevoli che Scalfaro rimase perplesso. Dopo appena qualche settimana ricevetti una telefonata dalla figlia Marianna la quale, molto preoccupata, mi diceva che il padre improvvisamente aveva lamentato forte cefalea e sdoppiamento della visione. Rapidamente procedemmo all'intervento chirurgico. Il tumore fu totalmente rimosso e Scalfaro, da allora, non ebbe più problemi per l'ipofisi.

Da subito si stabilì un rapporto di grande stima e, credo di poter dire, di affetto, sia con l'onorevole che con la figlia Marianna. Un paio di giorni dopo l'intervento, mentre a casa ascoltavo le notizie del telegiornale, scoprii che quel pomeriggio l'onorevole Scalfaro aveva tenuto un importantissimo discorso alla Camera. Mi arrabbiai talmente per quell'imprudenza che non capii neanche di cosa avesse parlato, ma, allarmato, chiamai subito l'ospedale per avere notizie. Mi dissero che l'onorevole era tranquillamente nel suo letto e che stava molto bene. In seguito, mi confessò di essere uscito e rientrato in ospedale di nascosto.

Dopo poco tempo, nel '92, Scalfaro fu eletto presidente della Camera e poco dopo divenne presidente della Repubblica. Naturalmente, per il susseguirsi di tutti questi eventi eccezionali, il rapporto con il presidente si era forzatamente interrotto. Una mattina, mentre facevo il giro in reparto, un infermiere mi chiamò per dirmi che mi volevano al telefono dal Quirinale. Io ero sempre in contatto col medico del presidente, il professor Sammartino, il quale mi teneva informato sulla sua salute, per cui ero sicuro che avrei sentito la sua voce. Fu notevole la sorpresa di trovare al telefono il presidente stesso il quale, bonariamente, mi rimproverava per non averlo più chiamato e mi invitava ad andarlo a trovare al Quirinale; stabilimmo che sarei andato il martedì successivo, alle 18. Eravamo a metà novembre del 1994. Il lunedì prima della mia visita al Quirinale il «Corriere della Sera» rivelò che il presidente Berlusconi era stato raggiunto da un avviso di garanzia durante il G8 di Napoli. La mattina dopo, quindi, il fatidico martedì 22 novembre in cui ero atteso dal presidente al Quirinale, tutti i giornali scrivevano che quella sera, proprio alle 18, Berlusconi, accompagnato dalle più alte cariche dello Stato, si sarebbe recato dal presidente della Repubblica. Appena letta la notizia chiamai subito Marianna per annullare l'appuntamento e fissarne uno nuovo. Dopo avermi fatto aspettare qualche minuto, Marianna mi disse che il presidente voleva incontrarmi lo stesso. Arrivai al Quirinale alle 17.45; Marianna mi aspettava e mi condusse subito nello studio del padre. Scalfaro fu, come sempre, estremamente gentile. Volle sapere come andava il mio lavoro in Umbria, dove mi ero trasferito da poco tempo, e cominciò a ricordare il suo ricovero al Gemelli. Nel frattempo veniva annunciato l'arrivo delle varie cariche dello Stato, e per tutti il presidente diceva: «Fateli aspettare perché sono occupato». Erano le 18.45 quando lasciai il suo studio e uscii passando davanti al presidente Silvio Berlusconi, al sottosegretario alla Presidenza Gianni Letta, che allora ancora non conoscevo, ai presidenti delle Camere Pivetti e Scognamiglio. Io provavo un certo disagio, ma immagino la sorpresa di quelle persone, rimaste per quarantacinque minuti in attesa, le quali, pensando di vedere uscire delle personalità politiche di grande rilievo, dovettero sicuramente chiedersi chi mai fosse quello sconosciuto al quale era stato concesso quel lungo incontro in un momento così particolare.

Voglio ricordare un'altra occasione, testimone dell'affetto e della stima che il presidente aveva per me. Durante il suo mandato, Scalfaro fece una visita di Stato in Belgio. L'allora ambasciatore italiano a Bruxelles era un mio caro amico, il barone Emanuele Scammacca, il quale, sapendo della mia amicizia con il presidente, mi invitò per il ricevimento che ci sarebbe stato in ambasciata. Arrivai a Bruxelles nel primo pomeriggio e mi sistemai in una stanza dell'ambasciata. L'ambasciatore, che era stato a un pranzo ufficiale con il re del Belgio e con il presidente, mi disse che Scalfaro aveva espresso il desiderio di incontrarmi prima del ricevimento. Il presidente si sarebbe recato per degli incontri privati in una sala per accedere alla quale sarebbe passato davanti alla stanza che io occupavo. Io avrei dovuto farmi trovare nel corridoio in modo da poterlo salutare. Così andò, ma invece di scambiare poche parole il presidente mi prese sottobraccio e mi disse di accompagnarlo. Il corteo era composto, oltre che da noi due, dal nostro ministro degli Esteri Emilio Colombo, dal comandante della Nato, da alcuni ministri del Belgio e dai vertici della Comunità Europea. Arrivati nella stanza della riunione, Scalfaro mi chiese di sedermi accanto a lui. È difficile raccontare lo sbigottimento di tutte quelle persone per la mia presenza. Capivo che non avrei dovuto essere lì perché i colloqui avrebbero riguardato argomenti molto delicati, ma non sapevo come muovermi. L'ambasciatore fremeva e mi faceva gesti terribili. A un certo punto, in un momento in cui il presidente si era per un attimo allontanato, mi sentii «prelevare» dagli addetti alla sicurezza e accompagnare forzatamente e rapidamente fuori dalla stanza. Quando, poco dopo, incontrai il presidente al ricevimento, egli si mostrò molto rammaricato del fatto che io avessi voluto lasciare la riunione!

Giulio Andreotti

Pochi anni dopo avere operato il presidente Scalfaro ricevetti una telefonata da monsignor Angelini, don Fiorenzo, allora ministro della Salute del Vaticano, personaggio influentissimo nella sanità romana e non solo. Con don Fiorenzo avevo un rapporto di grande amicizia e stima che risaliva al periodo in cui frequentavo Renato Guttuso. A Guttuso mi univa, oltre a molti amici comuni, il fatto di essere entrambi siciliani. Qualche volta andavo agli incontri che organizzava la domenica mattina a casa sua, alla Salita del Grillo. Gli incontri avvenivano nel suo atelier, tra grandi tele poggiate ai muri, quadri non ancora finiti e grandi ritratti di Marta. Gli incontri erano per soli uomini; in genere si arrivava intorno alle 11 del mattino e al posto del caffè si beveva Johnnie Walker etichetta nera. Si può capire come, dopo poco, l'atmosfera fosse leggera e le discussioni disinibite e piacevoli. A quelle riunioni ho incontrato, oltre a don Fiorenzo, Andreotti, Antonello Trombadori, Natalino Sapegno, l'onorevole Tatò del PCI, oltre a tanti politici, critici d'arte o artisti di passaggio a Roma. Per me, al di fuori di quel mondo romano della politica e dell'arte, quelle domeniche erano straordinarie. Con Renato parlammo spesso della Sicilia e del fatto che molti siciliani erano andati via, mancando così di dare il loro contributo a un possibile miglioramento delle condizioni dell'isola. Ma Renato sedava i miei sensi di colpa dicendomi che ero molto più utile ai siciliani da Roma e che, se fossi rimasto in Sicilia, non avrei potuto realizzare tutto quello che avevo fatto.

Ero molto stimato da don Fiorenzo, divenuto poi cardinale. Tutte le volte che qualcuno chiedeva i suoi consigli per un problema di Neurochirurgia, si rivolgeva a me. Quel giorno, un po' prima di Natale, mi raggiunse per telefono per pregarmi di vedere un suo grande amico al quale era stata fatta una diagnosi, anche a lui, di tumore all'ipofisi. Mi disse che si fidava solo di me e mi raccomandava fortemente il paziente. Gli risposi che lo avrei visto subito e con mia sorpresa scoprii che si trattava di Giulio Andreotti, con la stessa malattia di cui, poco prima, avevo operato Scalfaro. Il presidente Andreotti soffriva da tempo immemorabile di violente cefalee che si erano intensificate di recente. Certamente si sommavano due cose, una precedente cefalea idiopatica e gli effetti della compressione esercitata dal voluminoso adenoma. L'intervento fu fatto sempre per via microchirurgica «nasale», andò molto bene, l'adenoma fu rimosso totalmente e il presidente guarì completamente dalla patologia ipofisaria. Le sue cefalee diminuirono di intensità anche se non scomparvero completamente.

Rividi spesso Andreotti, per i periodici controlli medici. Per la stima che aveva per me, il presidente aveva accettato di far parte, fin dalla sua fondazione, del comitato d'onore dell'Associazione Atena Onlus, e a ogni nostro evento non mancava di prendere la parola e di raccontare, con la proverbiale arguzia e intelligenza, della sua esperienza come paziente. Il suo senso dell'umorismo venne fuori già subito dopo l'intervento: quando si riprese completamente dall'anestesia, mentre io gli spiegavo come avevo rimosso l'adenoma, mi guardò e mi disse: «Professore, ma sa che lei è l'unica persona al mondo che veramente può affermare che io il cervello ce l'ho?».

Francesco Cossiga

Il mio incontro con Francesco Cossiga avvenne nel gennaio del 2005. Oltre che come personaggio pubblico, il presidente Cossiga a me era noto anche come amico di mia cugina Grazia, bravissima avvocato penalista, per abitudine professionale sempre molto discreta. Del presidente pertanto conoscevo la storia pubblica, travagliata e difficile, la grande intelligenza e coerenza della sua azione politica e di governo, e il carattere combattivo ed estroverso che aveva manifestato nelle sue esternazioni presidenziali e post-presidenziali.

Un giorno di gennaio del 2005, ricevetti una telefonata da Grazia, la quale mi diceva che il presidente, nel corso di un incontro che avevano avuto quel giorno, le aveva chiesto di potermi incontrare perché desiderava espormi un problema personale. Naturalmente mi resi subito disponibile e lo incontrai nel mio studio della Quisisana. Il presidente arrivò con la scorta, come sempre nutrita, che più che accompagnarlo lo sorreggeva, sempre con atteggiamento rispettoso e affettuoso, come ebbi modo di notare in tutti i numerosi incontri avuti in seguito. Guardandolo, fui colpito dall'imponenza della sua figura, resa più autorevole dal Borsalino che gli copriva la testa, associata a un viso dolce e sorridente, da bambino cresciuto. Sebbene avessi pensato, aspettandolo, che si dovesse trattare di un problema di poca importanza, perché questo mi aveva fatto pensare il modo in cui Grazia, con la solita discrezione, me ne aveva parlato, fui subito allarmato dal suo modo di camminare, lento e strascicato, e da come, quasi casualmente, ma in realtà per necessità, si appoggiasse ai due uomini di scorta più vicini. Dopo avere ascoltato la sua storia, con ripetuti riferimenti ai suoi molti interventi subiti in passato e riportati come tante medaglie al valore, e con continue affascinanti digressioni inseguendo le immagini che la sua fantasia vivacissima gli presentava, gli chiesi di sdraiarsi sul lettino in modo da poterlo visitare. Mentre si spogliava consideravo i fatti che lo avevano portato da me: un progressivo indebolimento delle gambe fino al punto di non poter più camminare da solo e di non poter alzarsi dalla poltrona senza aiuto, il rischio continuo di cadere, un dolore al collo con formicolio alle mani e dolore alle dita della mano destra, disturbi urinari. La diagnosi sembrava facile: sofferenza radicolare e midollare cervicale, probabilmente dovuta a fenomeni spondilo-artrosici. L'esame neurologico mi confermò il sospetto diagnostico: ipertono e iperreflessia ai quattro arti, clono inesauribile ai piedi, disturbi della sensibilità. Dopo la visita tornammo a sederci nello studio e lì gli manifestai i miei sospetti e gli dissi che sarebbe stato necessario effettuare una risonanza magnetica della colonna cervicale per verificare lo stato del midollo e delle vertebre. In quei momenti cominciarono a venir fuori quelle caratteristiche del Francesco Cossiga «paziente» che poi avrei imparato ad apprezzare: fiducia nel medico, accettazione delle proposte terapeutiche, coscienza senza paura del problema contro cui avrebbe dovuto confrontarsi. E con il suo modo di parlare, sempre confidenziale e comunicativo, mi disse: «Ma lo ssa che qui c'è Giovanni Simonetti che è mio nippote?». L'esame confermò la diagnosi clinica, ma il quadro apparve subito più grave del previsto. La colonna cervicale, dalla terza vertebra alla settima era alterata dall'artrosi, con deformazione dei processi articolari, segni di instabilità e scivolamento, e grave stenosi del canale centrale e dei forami di coniugazione. Il midollo appariva severamente compresso e sede di una lesione netta ed evidente. Fu subito chiaro che sarebbe stato necessario un intervento e che l'intervento sarebbe stato complesso e rischioso, perché si doveva non solo effettuare un'estesa laminectomia decompressiva ma anche una successiva stabilizzazione della colonna.

Con Giovanni decidemmo di spiegare subito tutto al presidente. Lascio immaginare quale strano e insolito colloquio venisse fuori da questo incontro a tre. L'apparente spacconeria e la grande capacità di Giovanni di dire le cose serie minimizzando si univano alla capacità quasi da medico esperto del presidente di afferrare la situazione e di discuterla con il distacco di chi è abituato a subire interventi chirurgici e ha totale fiducia nella chirurgia. Accettò immediatamente, senza tentennamenti e senza neanche chiedere quali fossero i rischi. Aveva fiducia in noi e questo bastava per affidarci il suo problema. Ci lasciammo con grande cordialità e da quel momento Francesco Cossiga divenne per sempre, nel mio modo di riferirmi a lui parlando con le persone amiche, «zio Francesco», come lo chiamava Giovanni.

L'intervento chirurgico si rivelò più complesso

del previsto, per la gravità dell'artrosi che aveva deformato la colonna cervicale imponendo alle vertebre spessori e curvature impossibili; ci vollero parecchie ore di difficile lavoro per riuscire a decomprimere il midollo gravemente sofferente.

Mi aspettavo un decorso postoperatorio complicato dal punto di vista della gestione del paziente, sia per l'invasività dell'intervento, che avrebbe comportato forti dolori per alcuni giorni, sia per la complessità del personaggio, che ancora non avevo imparato a conoscere. Zio Francesco si rivelò un paziente eccezionale. Mai un lamento o una protesta, malgrado gli intensi dolori dei primi giorni, e, sempre, un senso di rispetto e gratitudine per il lavoro dei medici e degli infermieri. Aveva capito che quei fastidi erano parte ineliminabile del trattamento subito e quindi li accettava con la stessa determinazione con cui aveva accettato la malattia e l'inevitabile conseguenza chirurgica.

Se l'intervento fu superato perfettamente dal paziente, non fu lo stesso per il chirurgo. Gli sforzi effettuati per rimuovere la porzione di osso cervicale in eccesso determinarono una lesione del legamento del mio dito pollice. Tutte le volte che operavo provavo fortissimi dolori; la conseguenza fu che, dopo qualche mese, dovetti farmi operare anch'io.

Quando Cossiga cominciò a star meglio, venne fuori la sua passione per l'elettronica, computer e telefonini invasero la sua stanza, ma soprattutto venne fuori la sua curiosità per la scienza. Io gli parlavo dell'associazione di ricerca che avevo costituito da poco e delle ricerche che facevamo, lui mi riempiva di domande sulla medicina e sulla Neurochirurgia, interessandosi ai nostri progetti di ricerca. Appariva molto fiero di come si era comportato come paziente e, in effetti, era stato un paziente ideale.

Passavo molto tempo da solo con lui, affascinato dal suo modo di raccontare ma soprattutto dal suo modo di assorbire quanto io gli raccontavo. Pur avendo avuto altri pazienti illustri, il rapporto con Francesco Cossiga si dimostrò speciale, per la peculiarità della persona, affabile, curiosa, intelligente, interessata in modo particolare alla scienza e alla medicina, dotata del grande pregio di sapere e volere stabilire rapporti veri con le persone di cui si fidava e che apprezzava. La sua affabilità e il suo rispetto verso le persone che lavoravano in clinica si manifestavano anche nei rapporti con il personale infermieristico. Da quasi tutti si era fatto raccontare la storia personale e trattava ognuno come se proprio con lui avesse un rapporto speciale.

Una mattina, dopo una delle nostre conversazioni, mi regalò un libretto di preghiere del cardinale John H. Newman, bellissimo, e io gli portai un libretto sulla nostra associazione di ricerca Atena Onlus e il mio diario di un viaggio a Calcutta dalle suore di Madre Teresa. Mi disse di dargli del tu, e da allora, al di là del rapporto professionale continuato dopo il suo ritorno a casa, ebbi l'onore di essergli Amico.

Durante il suo ricovero in clinica vennero a trovarlo molte persone e, tra le altre, conobbi Berlusconi, allora presidente del Consiglio.

Cossiga si riprese bene dall'intervento e, soprattutto i primi mesi, recuperò parte della sua capacità di muoversi. Ricordo che quando venne in clinica per il primo controllo lo vidi arrivare da lontano, senza appoggio, con cappotto sulle spalle e cappello in testa, circondato da quattro uomini di scorta. Vedendomi da lontano mi sorrise e mi gridò: «Giù, stai attento perché se il controllo non va bene hanno ordine di sparare!». Per fortuna non spararono, ma malgrado una buona ripresa iniziale e un periodo in un ottimo centro di riabilitazione, l'abitudine a passare troppe ore seduto in poltrona senza muoversi non faceva bene alle sue gambe. Ma a lui piaceva stare nel suo studio pieno di telefoni e telecomandi, cercato dai potenti e da chi i potenti li controllava, continuando a esercitare un potere morale che forse nessun altro presidente emerito della Repubblica ha mai avuto.

Il presidente Cossiga aveva espresso il desiderio di essere mio testimone il giorno in cui avessi finalmente sposato Carla. Mentre scrivo queste pagine mancano due settimane al mio matrimonio e penso con tristezza che «zio Francesco» non c'è più e non potrà essere accanto a noi.

5

Un compositore, una scienziata e un grande medico (Menotti, Levi Montalcini e Bollea)

«Dovunque andrò, là troverò sempre il sole, la luna e le stelle. Troverò sogni e presagi, e converserò con gli dei.»
Epitteto

Gian Carlo Menotti

Un posto speciale nel mio libro dei ricordi merita Gian Carlo Menotti, musicista straordinario, fondatore e patron del Festival dei Due Mondi di Spoleto. Come succede solo a pochissime persone di genio, nella sua carriera Menotti aveva avuto due vite, entrambe di enorme successo. La prima, negli Stati Uniti, come grande musicista, la seconda, in Italia, come patron del Festival. Negli Stati Uniti, dove era andato a studiare musica al Curtis Institute of Music di Philadelphia, aveva avuto un successo straordinario come compositore di opere, musica per balletti, concerti, sonate. Alcune delle sue opere erano state per anni a Broadway, per una, *Il console*, aveva ricevuto un Premio Pulitzer come riconoscimento delle sue grandi capacità.

Per ricevere il premio bisognava essere cittadini degli Stati Uniti, ma Menotti non volle rinunciare alla sua cittadinanza italiana; allora gli si chiese di diventare cittadino americano per un giorno, e così poté ricevere il Pulitzer! Una delle sue opere, *Amahl and the Night Visitors*, una favola che racconta dell'incontro di un bambino con i Re Magi che si stanno recando a Betlemme dove in una mangiatoia adoreranno il Re dei Re, Gesù, è diventata un classico e viene recitata tutti gli anni per Natale.

In un'intervista sul «Messaggero» del 1° luglio 1998, il Maestro, 87 anni il 7 luglio, nato nel 1911, diceva: «La vera rivoluzione è l'aristocrazia dell'intelletto. Per questo mi auguro un duemila reazionario, controcorrente, governato dai filosofi e dagli artisti. Una nuova Atene. La mia speranza è di portare il gusto generale verso l'alto, non cedere alla tentazione contraria di un livellamento verso il basso».

Per capire la grandezza dell'intuizione di Menotti bisogna pensare che quando concepì l'idea di un festival, cioè di una manifestazione in cui musica, balletto, opera, prosa e arti figurative convivessero per qualche settimana, iniziative simili non esistevano e l'idea di immaginarla fu geniale. Ricordo il fascino dei primi anni del festival, quando personaggi straordinari partecipavano alla sua realizzazione, da Visconti a Thomas Schippers, a Romolo Valli e a tanti altri. Ancora non vi erano neanche strutture ricettive, per cui si arrivava da Roma, ci si cambiava d'abito in macchina e si entrava nel mondo fantastico della Spoleto del tempo, quando tutto sapeva di arte e ogni angolo era un ritrovo per artisti e per manifestazioni di tutti i tipi. Nei miei ricordi della Spoleto di allora rimangono una splendida edizione delle *Nozze di Figaro*, sponsorizzata dalle sorelle Fendi e presentata nei giardini di Villa Redenta, dove l'incanto dei giardini immaginati da Mozart trovava una realizzazione ideale. Il secondo ricordo è per una *Madama Butterfly* stravagante e geniale con la regia di Ken Russell.

La mia storia con Menotti si incrocia con la mia carriera universitaria. Nel 1994 vinsi il concorso come professore ordinario e cattedratico di Neurochirurgia presso l'Università di Perugia, divenendo il primo professore di Neurochirurgia nella storia plurisecolare di quell'ateneo. Avendo l'Università di Perugia due sedi, una a Perugia e una a Terni, ed essendovi già a Perugia due Neurochirurgie ospedaliere, assieme al preside decidemmo che il mio reparto sarebbe stato a Terni. Così cominciò la mia attività in Umbria, svolta da me con grande impegno e con grande passione. Le mie giornate passavano tra Terni, dove avevo il reparto, Perugia, dove era la sede universitaria e dove andavo per tenere le lezioni e per le incombenze accademiche, Roma, dove ancora svolgevo la mia attività privata, Spoleto, dove avevo una piccola mansarda piena di fascino in un palazzo storico. Il reparto di Terni era inserito in un dipartimento, per quel tempo molto innovativo, ideato assieme ad Aristide Paci, primario della Neurologia, nel quale neurologi e neurochirurghi lavoravano insieme condividendo i posti letto, i posti di terapia intensiva e le attività di guardia. In questo modo riuscimmo a ottenere una simbiosi che non ho più trovato in nessun'altra struttura. La Neurochirurgia di Terni divenne ben presto sede di incontri internazionali. Con un imprenditore allora molto coinvolto nelle attività ternane, proprietario delle acciaierie e presidente della squadra di calcio, costituimmo una Fondazione in collaborazione con la Neurochirurgia della Johns Hopkins University di Baltimora, allora il miglior centro di ricerca e cura degli Stati Uniti. Lo scopo era quello di portare a Terni l'organizzazione del lavoro americano e le novità che la ricerca apportava, soprattutto quelle relative alla genetica e alla biologia molecolare, che in quel periodo cominciavano a dare i primi innovativi risultati. Fu aperto un centro di genetica e cominciò a svilupparsi un interesse particolare per lo studio sulle cellule staminali che, iniziato con la Fondazione Agarini, portò, qualche anno dopo, allo sviluppo del centro delle cellule staminali, nato con l'apporto scientifico di Angelo Vescovi e con lo straordinario intuito e impegno di monsignor Vincenzo Paglia, vescovo di Terni.

Ricordo che il dipartimento di Neuroscienze di Terni fu inaugurato nel luglio del 1994. Ogni anno, quando ci si avvicinava al Natale, per festeggiare l'esperienza entusiasmante che si stava vivendo, si organizzava una serata coinvolgendo tutte le persone che lavoravano nel dipartimento. Un anno, poche ore prima dell'evento, arrivò da Spoleto la richiesta urgente di un posto per Gian Carlo Menotti, in gravi condizioni per un'emorragia cerebrale post-traumatica. Naturalmente annullammo tutto e passammo la notte in sala operatoria a operarlo. Il giorno dopo l'ospedale si riempì di giornalisti, artisti, amici di Menotti, molti venuti dall'estero, meravigliati per la modernità ed efficienza del reparto. Ricordo che un critico musicale inglese mi raccontò che quando seppe che Menotti era in sala operatoria a Terni tremò immaginando un piccolo ospedale periferico, in una città mai sentita prima. Temeva che non si fosse in grado di affrontare un'operazione di Neurochirurgia. Quando Menotti si riprese, tra me e lui nacque un rapporto inizialmente di simpatia che poi si trasformò in grande amicizia. Per fortuna tutto andò per il meglio e il Maestro poté tornare in ottime condizioni a Spoleto e poi andare nel suo castello in Scozia dove passò la convalescenza. Nel corso di alcune interviste che gli fecero, mi colpirono le parole che ogni volta ripeteva: «Il prof. Maira è stato molto bravo, mi ha lasciato tutte le note al loro posto nel cervello!».

Gian Carlo, a Spoleto, risiedeva in una bellissima casa affacciata sulla piazza del Duomo. Sapendo che spesso restavo a dormire in città, mi faceva chiamare dalla sua segretaria per invitarmi a cena a casa sua. Andare a casa Menotti in inverno era un'esperienza magica. Arrivavo a piedi, dopo aver percorso la strada in salita che da casa mia portava al Duomo e avevo la prima emozione, rinnovata ogni volta, quando lo spettacolo meraviglioso della piazza improvvisamente si apriva alla mia vista, con un effetto scenografico che poche piazze al mondo possiedono. Ricordo com'era bello camminare nella piazza vuota, con il selciato, reso lucido da una leggera pioggerellina, sul quale si riflettevano i lampioni.

In casa Menotti di solito vi era solamente il Maestro con Francis, il figlio da lui adottato; in quei casi la serata, per me, era straordinaria. Gian Carlo amava raccontare le sue esperienze americane e per me stare ad ascoltare la sua voce piena di fascino era meraviglioso. Mi raccontava dei suoi incontri con Toscanini e con Stravinsky, dell'amicizia con Wally Toscanini e con Horowitz, dei regali fantastici ricevuti da miliardari americani, tutti venduti per finanziare il festival. Mi raccontò di una volta in cui, giovane compositore ai primi successi, fu invitato per una breve crociera a bordo dello yacht di un miliardario americano. A bordo vi era anche Greta Garbo, la quale faceva vita appartatissima, mangiava in cabina, non prendeva mai il sole. Gli ospiti della nave scoprirono però che la grande attrice amava fare il bagno nuda, all'alba, e quindi si organizzarono tutti per essere svegli a quell'ora e, senza che lei se ne accorgesse, guardarla quando si tuffava e poi ritornava a bordo. Un altro aneddoto raccontatomi da Gian Carlo riguardava il grande regista Louis Malle, che lui incontrò a New York per proporgli una regia per Spoleto. Alla colazione il regista si presentò con una ragazza giovane e molto bella. Gian Carlo mi disse di esserne rimasto affascinato e di avere parlato molto con lei durante il pranzo. Mi raccontò che quando lei gli disse di essere un'attrice lui le fece un lungo discorso per spiegarle come doveva comportarsi con i produttori e i registi, perché il cinema era un ambiente pericoloso e una ragazza come lei, alle prime armi, avrebbe potuto trovarsi nei guai. Finito il pranzo, la ragazza li lasciò per permettere loro di parlare dei propri programmi. Gian Carlo fece alcuni commenti sui pericoli di intraprendere una vita nel cinema ma quando chiese a Louis Malle il nome della ragazza capì di avere commesso una serie di gaffe incredibili perché la ragazza era una delle attrici di maggior successo del cinema americano di allora, Ann-Margret. La cosa più bella di questi racconti era il sorriso divertito sul viso di Menotti nel ricordare tutti questi fatti straordinari. Naturalmente si parlava anche di musica e Gian Carlo rimaneva stupito per l'amore e la conoscenza che io avevo della musica in generale e dell'opera in particolare. Un anno, pochi mesi prima del festival, Francis mi telefonò per dirmi che Gian Carlo aveva deciso di rappresentare *Il cavaliere della rosa* di Strauss perché sapeva che a me piaceva molto.

Un altro dei miei amici speciali è stato il maestro Carlo Rustichelli, compositore di tante musiche per film e con una grande cultura musicale; a un certo punto della sua vita Carlo decise di lasciare tutto e di dedicarsi a una sua vecchia passione, scrivere delle opere. Un'opera alla quale teneva molto era dedicata a Girolamo Savonarola. Frequentavo spesso casa sua e spesso mi suonava al piano pezzi della sua opera. Un giorno decidemmo di sottoporre gli spartiti a Menotti, nella speranza che l'opera potesse esser rappresentata a Spoleto. Organizzai un incontro tra questi due straordinari vecchi della musica e portai Rustichelli a Spoleto, a casa Menotti. Parlarono solo loro a quel pranzo e parlarono soltanto di musica. Credo che questo sia uno dei miei più bei ricordi, indimenticabile e unico.

Un anno, con la Fondazione Agarini, organizzammo a Terni un congresso internazionale al quale parteciparono molti scienziati americani venuti da Baltimora. Avevo fatto in modo che le date del congresso coincidessero con il periodo del festival. Gian Carlo fu generosissimo e organizzò una serie di serate del festival che mandarono in visibilio gli americani. Ricordo uno spettacolo in piazza Duomo con *I Pianeti* di Gustav Holst e una serie di artisti di strada, saltimbanchi, acrobati, che si esibivano creando una straordinaria magia. Una delle manifestazioni del congresso prevedeva una cena in un albergo di Terni. Al mattino mi chiamò Gian Carlo chiedendomi come mai per quella sera non avessi previsto una partecipazione a uno spettacolo del festival. Quando seppe che ci sarebbe stata la cena del congresso mi chiese se poteva mandare un pianista per dare un piccolo concerto. Naturalmente risposi di sì e mi affrettai a controllare che il ristorante dell'albergo possedesse un pianoforte. La sera, mentre stavamo prendendo un aperitivo, arrivò il pianista, non da solo ma accompagnato da Menotti il quale lo presentò come un ragazzo dal grande futuro. Suonò le *Goyescas* di Granados in modo straordinario. Ma la cosa che mi emozionò maggiormente fu la reazione degli americani quando, chiesta la loro attenzione, presentai Gian Carlo Menotti e dissi che il piccolo concerto di quella sera era un suo regalo. Mi accorsi che il nome di Menotti per loro aveva un valore che mai avevo avvertito in Italia. Era come se avessi detto che Puccini o Verdi o Rossini erano con noi e, se mai ne avessi avuto bisogno, capii quanto grande era la considerazione che negli Stati Uniti avevano per il nostro Gian Carlo Menotti.

Gli ultimi ricordi di Gian Carlo sono quelli della malattia. Pochi mesi prima che morisse, ricevetti una telefonata da Francis: «Papà mi ha chiesto di chiamarti e dirti che è rammaricato perché da tempo non ti vede». Naturalmente annullai tutti gli impegni e poche ore dopo ero a Spoleto, a casa loro. Nel frattempo si erano trasferiti nella casa di piazza Campello, con un giardino che guarda il Duomo. Dopo esserci salutati, il Maestro mi disse che aveva voluto vedermi perché voleva farmi ascoltare un motivo musicale che gli era venuto in mente durante la notte. Si mise al piano e suonò, solamente per me, una musica bellissima; non so se poi la scrisse sotto forma di sonata o se è rimasta soltanto nella sua mente e io ne sono stato il solo ascoltatore. Mi disse che pochi giorni dopo sarebbero andati a Montecarlo dove avrebbero rappresentato la sua *Medium*. Giorni dopo ricevetti una telefonata da Francis. «Siamo a Montecarlo, papà sta male e lo hanno portato in ospedale. Puoi chiamare tu per avere notizie?» Purtroppo le notizie furono pessime e dopo poco Gian Carlo morì. Era il 1° febbraio del 2007 e, in quel giorno, l'Italia perse uno dei suoi uomini più grandi.

Quando conobbi Carla, una delle prime persone di cui le parlai fu «il mio amico Gian Carlo».

Peccato che non vi sia stato il tempo per farli conoscere.

Il 26 febbraio 2007, da Yester, Gifford, Scotland, ricevetti una lettera scritta da Francis per gli amici di Gian Carlo.

> ... Mio padre si è spento in assoluta serenità a Montecarlo, alla vigilia della prima della sua magica opera *The Medium*. Proprio prima di morire attendeva con entusiasmo la serata di apertura e discuteva la mia direzione dell'opera in ogni singolo dettaglio. L'opera è stata seguita da una gloriosa cerimonia funebre nella Cattedrale del Principato di Monaco. (...)
> Accanto alla sua tomba ho letto una breve poesia che ho trovato per caso proprio in questi giorni e che aveva lasciato sul suo pianoforte. L'aveva scritta recentemente e vorrei concludere questa lettera di gratitudine e di affetto per ognuno di voi, con questi suoi versi:
>
> *It rains and I am sad*
> *Because it's cold*
> *And you look dead*
>
> *But soon it will be Spring*
> *And I will dance*
> *And you will sing.*
>
> Con un grande abbraccio a ognuno di voi per la forza e l'aiuto che avete dimostrato a me e alla mia famiglia.
> Francis Menotti.

P.S. Caro Giulio, non ho parole per ringraziarti di essere sempre stato accanto a Gian Carlo e avermi dato coraggio.
Grazie!
Francis

Rita Levi Montalcini

Il mio incontro con Rita avvenne in occasione di una delle serate organizzate da Atena. Non l'avevo mai incontrata prima e non pensavo che sarebbe venuta. Invece rispose al mio invito. Eravamo a Villa Medici, era pomeriggio inoltrato, quando la luce rende tutto più magico. La vidi arrivare da lontano, nella bellezza di quel luogo, doveva essere il luglio del 2002, accompagnata dalla sua fedele collaboratrice, Pina Tripodi. Indossava uno dei suoi meravigliosi abiti di Capucci che sembravano pensati solo per lei. Mi avvicinai e mi presentai. Lei si disse molto felice di conoscermi e mi confidò di avere accettato il mio invito perché avevo operato molte persone da lei conosciute, per cui quella sera era venuta per dimostrarmi la sua stima e la sua gratitudine. Le dissi che era già arrivato il senatore Andreotti e feci per accompagnarla da lui, ma la professoressa rispose che era venuta per stare con me e che quella sera voleva stare vicino a me. Quando alla fine della serata la accompagnai alla macchina e la ringraziai chiamandola professoressa, lei mi rispose: «Caro Giulio, il mio nome è Rita e così vorrei che tu mi chiamassi». Da allora nacque un'amicizia fatta soprattutto di stima reciproca e di affetto. Un anno dopo le dedicammo la serata di Atena e quella volta esponemmo l'abito di Capucci che la professoressa aveva indossato in occasione della consegna del Premio Nobel.

In collaborazione con lei e con il CNR, istituimmo dei laboratori di ricerca finanziati da Atena e ciò rese ancora più forte la nostra amicizia.

Rita è stata la dimostrazione di come un cervello può restare fresco e fantasticamente efficiente anche quando gli anni sono tanti. Una domenica d'inverno, ricordo che mi trovavo a Fregene, ricevetti una sua telefonata. Mi raccontò che quella notte, non riuscendo a dormire, aveva pensato molto ai discorsi che facevamo spesso relativamente alla grande diffusione dei tumori cerebrali, alla difficoltà di curarli e alla speranza che finalmente la ricerca portasse a una cura efficace. Quella notte, mi disse, aveva pensato molto al *Nerve Growth Factor* (Fattore di Crescita Nervoso), per la cui scoperta aveva ricevuto il Nobel, e aveva pensato che questo fattore avrebbe potuto avere un ruolo anche nella cura dei tumori cerebrali. Rimanemmo al telefono per almeno mezz'ora. A un certo punto misi l'apparecchio in viva voce perché volevo che anche Carla fosse testimone di quel fatto straordinario: stavo parlando di ricerca con una scienziata di 99 anni ancora piena di curiosità, di entusiasmo, di volontà di impegnarsi per qualcosa che potesse portare del bene a chi sta male. Nella sua vita questo l'aveva fatto molte volte, non solo da medico e ricercatore ma anche con la sua fondazione che molto aveva fatto per le ragazze africane, permettendo a tante di loro di accedere agli studi, di poter competere per il diritto a una vita migliore, di avere quelle opportunità che solo la differenza di essere nate in un Paese diverso non permetteva loro di poter avere.

Purtroppo, l'ulteriore passare del tempo rese difficile la sua vita; anche se il suo cervello era straordinariamente funzionante, un problema di udito e di vista la isolò dalla gente. Non riusciva a seguire una conversazione, ma quando i suoi sensi le permettevano di cogliere una domanda o una frase allora il suo cervello si attivava e i suoi commenti apparivano ancora perfettamente lucidi e profondi.

Le piacevano i tulipani bianchi. Ogni tanto gliene portavo un grande mazzo. Vorrei avergliene portati molti di più e aver visto molte più volte il suo dolce sorriso pieno di grato affetto.

Giovanni Bollea

Nella vita ho avuto la fortuna di diventare amico di personaggi straordinari. Molti di questi sono vissuti tanto mantenendo un cervello giovane. Come se, superata una certa età, se si fa una vita intellettualmente attiva, il cervello tendesse a non invecchiare. Di alcuni di questi personaggi ho già parlato, come Rita Levi Montalcini, Gian Carlo Menotti, Andreotti. Voglio parlare adesso di un altro grande vecchio, uno di quelli che hanno fatto la storia vera, quella delle realizzazioni che restano e che apportano tanti benefici. Voglio parlare di Giovanni Bollea.

Bollea è stato il fondatore della Neuropsichiatria infantile e, soprattutto, è stato tra gli uomini più formidabili che io abbia conosciuto. Da anni sapevo chi fosse, leggevo i suoi articoli, ascoltavo le sue interviste alla radio, e sempre ero colpito dalla brillantezza della sua intelligenza e dalla pacatezza delle sue parole. Forse, abituato a rivolgersi ai più piccoli, aveva acquisito un modo di parlare sereno, che doveva soprattutto ispirare fiducia, mai allarmare.

La conoscenza personale avvenne, molti anni

dopo, non per motivi accademici ma, come capita spesso, grazie ad amici comuni. E, come capita spesso tra persone che hanno passioni in comune, e noi condividevamo una sfrenata passione per le neuroscienze, finivamo sempre col parlare di cervello, di neurologia, naturalmente anche di bambini. Lui mi chiedeva sempre del mio lavoro, della Neurochirurgia verso cui manifestava una forte curiosità, degli interventi che avevo fatto quel giorno, e io ammiravo il suo amore per la Neuropsichiatria infantile, la sua intelligenza viva e curiosa. Quando parlavo con lui i suoi occhi indagatori mi frugavano dentro, tirando fuori, poi, un sorriso di apprezzamento.

Nell'inverno del 2009, il comitato scientifico della Fondazione Atena decise di conferirgli il Premio ROMA alla carriera, per aver contribuito in modo rilevante al progresso delle neuroscienze. Prima di lui lo stesso premio era andato a Rita Levi Montalcini e Lamberto Maffei, oltre ad altri illustri scienziati venuti da tante parti del mondo. Il premio gli venne consegnato, all'inizio del giugno del 2010, dal suo affezionato amico Gianni Letta. Per parlare del premio e dell'organizzazione della manifestazione, andai parecchie volte, con Carla, a casa sua e di Marika. Incontrarlo in privato era ogni volta un'esperienza bellissima. Quando si parlava con lui avveniva quello che sempre avviene parlando con i grandi vecchi: la sensazione di assorbire cultura ed esperienza sublimi.

Mi resi conto in quegli incontri di come il suo ruolo di profondo conoscitore del mondo infantile e dei rapporti tra genitori e figli avesse plasmato il suo modo di essere, fosse profondamento radicato nel suo modo di relazionarsi con gli altri. E, cosa molto divertente, lui in tutti noi vedeva il bambino che eravamo stati, e in ognuno di noi cercava la spiegazione del nostro modo di essere riferendolo al rapporto con la madre, ritenendo fondamentale il ruolo della madre nell'educazione del figlio, nel progetto di farne un bambino felice e un cittadino responsabile. Ruolo fondamentale della madre che, come Giovanni ha scritto, tra la terza e la quarta settimana comincia a creare la mente di suo figlio: ecco la radice oscura e affascinante della nascita dell'intelligenza umana. In me e nel mio modo di affrontare il lavoro trovava le radici trentine di mia madre, più che quelle siciliane di mio padre.

Prima di dargli il premio, proiettammo un bellissimo ed emozionante filmato di lui che dialoga con un bambino; nel film il vecchio bambino che lui era trasferiva a un bambino più piccolo i segreti della vita, con la semplicità di chi ha raggiunto la saggezza nella profondità della cultura, dimostrando quanto bello possa essere il ruolo di genitore e educatore: basta la volontà di andare incontro al bambino con amore, assicurandogli sempre la nostra presenza e il nostro sostegno.

Pochi giorni dopo, il 16 giugno di quell'anno, mi ringraziò di quel premio con questa lettera:

> Caro Giulio, quale importante e grande lavoro hai saputo fare superando il già difficile percorso della Neurochirurgia! Quanto devo ringraziarti per il prestigioso premio che mi hai dato! Ma soprattutto per averti sentito così vicino! Come hai fatto a unirti alle mie emozioni e ai miei pensieri? Stranamente ho sentito un vero amico al mio fianco, come se provassimo le stesse emozioni di quanto volevo esprimere e lo stesso desiderio di trasmetterle. Era la prima volta che da un amico sentivo vera comprensione e desiderio di capirmi, confermati dal tono della tua voce. In quel momento ho sentito tutto positivo! Si sentiva che provavi un amore infinito per chi ti stava di fronte che erano il pubblico e le autorità. Tu, Giulio, sei un individuo totalmente puro e non ti dimenticherò facilmente per quello che mi resta da vivere. E ora un bacio e un abbraccio a te e alla meravigliosa Carla. Sappi che la tua presenza mi regala ogni volta, sempre, una sicurezza estrema. Sei un vero bene.
> Giovanni

Poi vennero gli incontri quotidiani, dolorosi, dopo il suo ricovero per l'ictus cerebrale, per quella crudele ferita alla sua mente e alla sua intelligenza. Durante il giro del reparto e la visita ai pazienti, con i miei collaboratori ci fermavamo al suo capezzale e spesso restavamo in silenzio, ognuno a riflettere sulla malattia che, anche a un uomo così straordinario, toglieva le funzioni più importanti, quelle della coscienza e dell'interazione con la realtà esterna, chiudendolo progressivamente dentro un guscio sempre più oscuro. Ma tante volte Giovanni usciva da quel guscio e allora il suo sguardo era vivo, attento, cosciente, confermandoci che, anche se in modo parziale, la vita vale sempre la pena di viverla, e che gli sforzi di noi medici non erano inutili. E lui ha vissuto sicuramente in modo positivo quegli intervalli di vita che la malattia gli ha lasciato. Sprazzi di vita che lo riportavano a Marika, ai figli, ai nipoti.

E il declino progressivo di Giovanni, giorno dopo giorno, per i lunghi mesi seguiti alla lesione al cervello, portava a fare una riflessione sulla morte di un grande uomo, di un cervello che tanto ha dato e che si spegne lentamente, portando con sé tutte le sue idee, i suoi *credo*, le sue realizzazioni e i suoi sogni, perché Giovanni era una persona che anche a 97 anni era ancora capace di sognare.

Come ho letto da qualche parte, quando se ne va uno come Bollea è come se bruciasse un archivio di conoscenza e tutti dobbiamo sentirci culturalmente più poveri.

L'ultimo incontro con Giovanni avvenne un'ora prima della sua morte, il 6 febbraio 2011. In camera con lui c'erano Marika, la figlia Maria Rosa e la nipote Ilaria, anche lei neuropsicologa infantile, in adorazione del nonno. Giovanni era alla fine, e moriva come tutti noi vorremmo morire, serenamente, circondato da tanto amore, senza soffrire, spegnendosi lentamente, con discrezione, senza clamori.

E lo abbiamo lasciato andare, con dolcezza, circondandolo di affetto, quasi facendo nostre le bellissime parole di Alda Merini:

«*Non scongiurare la morte di lasciarlo qui sulla terra:*
ha già sentito il profumo di Dio, lascialo andare nei suoi giardini».

Il 5 maggio del 2011, la figlia Maria Rosa mi scriveva:

Caro Giulio, senza badare alle date ho voluto augurarti ogni gioia possibile da vivere con la tua meravigliosa

Carla, intelligente e splendida quanto basta per piacere a tutti coloro che sanno cosa sia e per chi sia destinata una simile creatura. A te gli auguri tardivi con questo centrotavola che forse ti farà ricordare alcuni giorni e momenti felici con Giovanni, per dimenticare quelli feroci dello «strappo» da tutti noi che lo amavamo: e tu Giulio che lo hai seguito con tanto affetto, ricevi ancora una volta il mio, il nostro costante pensiero riconoscente.

Il 22 dicembre Marika mi scriveva:

«Nel nostro dolore c'è sempre il tuo sorriso, Giulio, che ci aiuta».

6

«Be a doctor of God»

«Prendi un sorriso e regalalo a chi non l'ha mai avuto. Prendi un raggio di sole e fallo volare là dove regna la notte. Scopri una sorgente e lava chi vive nel fango.»
Mahatma Gandhi

Nella mia vita ho sempre avuto un forte sentimento religioso. La scelta di studiare Medicina all'Università Cattolica rispecchiava un attaccamento ai principi della religione cattolica che era molto presente nella mia famiglia. Decidere di restare in quell'università, dopo la laurea, rispondeva a uno spirito di coerenza di vita e di pensiero che ho sempre cercato di mantenere negli anni successivi.

Negli anni Novanta nacque un rapporto di amicizia con monsignor Hilary Franco, un prelato italo-americano da molti anni a Roma. Monsignor Franco lavorava in Segreteria di Stato e, sebbene non parlasse dei suoi compiti specifici, avevo l'impressione che avesse, in quel tempo, un ruolo di grande rilevanza nella politica estera del Vaticano. Ricordo un episodio particolare; una sera vennero a casa nostra alcuni amici e tra questi mia cugina Grazia con il marito Paolo. C'era anche monsignor Franco. Quando Grazia lo vide mi prese da parte e mi chiese, ignorando che fosse uno dei miei migliori amici, come avessi fatto ad avere a casa una persona così potente. Mi spiegò che Hilary, in quei giorni in cui era in pieno corso la guerra in Irak, era l'unica persona ad avere un salvacondotto per parlare con i ministri di Saddam Hussein; e nessun altro occidentale, a parte lui, aveva permesso di accesso a Bagdad. Come seppi da lui in seguito, Hilary aveva svolto un ruolo importante nella politica di apertura e distensione verso i regimi comunisti dell'Europa orientale, avviata da Casaroli e Silvestrini. Con monsignor Franco giocavo spesso a tennis, raggiungendolo a Villa Stritch, residenza degli alti prelati americani a Roma. Ma il motivo per cui avevo una grande stima per lui era dovuto al fatto che, ogni venerdì pomeriggio, dismessi gli abiti del politico vaticano, si recava a Ciampino, dove abitava la madre, e fino al lunedì successivo vestiva gli abiti di aiuto parroco. Le messe che Hilary celebrava la domenica a mezzogiorno erano affollatissime e io cercavo sempre di andarci. Agli inizi degli anni Novanta, Hilary lasciò il Vaticano e andò come vescovo in una sede vicino New York, lungo il corso dell'Hudson, la parrocchia di Sant'Agostino. Un posto splendido, in una campagna che in autunno si tinge di giallo, con l'ampio fiume che scorre a poche decine di metri dalla bella chiesa, con una scuola frequentata da centinaia di bambini. La casa di Hilary era nel bosco, con i daini che passavano sotto le finestre. In quel posto, Hilary aveva trovato nuove motivazioni, anche se la sua *verve* politica non si era esaurita e lui, in pratica, era il braccio destro del cardinale di New York oltre che giudice metropolitano di tutta l'area della grande città. A New York, molti anni prima, Hilary aveva fatto l'apprendistato come segretario del cardinale Fulton Sheen, un'autorità della Chiesa americana e mondiale. Allora Sheen aveva un programma tv seguito da molti milioni di americani; Hilary mi raccontava che le lettere che arrivavano da tutto il mondo alla loro residenza in Park Avenue erano migliaia al giorno e tantissimi erano i personaggi che spesso erano a pranzo dal cardinale. Mi diceva di aver conosciuto in quegli anni i potenti della terra, re e presidenti, per i quali un incontro con Sheen era una tappa fondamentale, al pari che recarsi dal presidente degli USA o alle Nazioni Unite. Nel corso della sua vita Hilary aveva stretto un particolare legame di amicizia e di affetto con Madre Teresa di Calcutta alla quale aveva promesso di recarsi in India per predicare alle sue suore durante il ritiro spirituale che precede l'acquisizione dei voti definitivi. Purtroppo la Madre era morta prima che la promessa potesse essere mantenuta, ma sister Nirmala, che aveva preso il posto di Madre Teresa a capo delle Suore della Carità, ricordò a Hilary la promessa fatta e questa volta Hilary accettò di andare. Incontrandolo durante uno dei suoi viaggi a Roma mi propose di accompagnarlo. La proposta mi interessò tantissimo, perché con le suore avevo un particolare rapporto. Le suore di Madre Teresa frequentavano spesso il nostro ospedale e Madre Teresa aveva ricevuto la Laurea Honoris Causa in Medicina da noi. Si decise di andare alla fine di aprile di quell'anno, il 2001. Il viaggio fu per me talmente bello e stimolante che, per la prima volta nella mia vita, decisi di fissarne gli avvenimenti in un diario che tutte le sere, appena tornato in albergo, aggiornavo.

Diario di un viaggio a Calcutta
(27 aprile – 3 maggio 2001)

Venerdì 27 aprile
Partenza per Calcutta alle 9 del mattino, via Londra, con monsignor Franco. Sull'aereo parlo molto

con Ilario, di tante cose, dei miei progetti, della famiglia, della sua attività a New York... della vita.

Arrivo alle 2 del mattino del giorno 28. Il mio bagaglio non arriva e questo ci fa rimanere ulteriormente all'aeroporto. Ci dicono che la valigia è rimasta a Londra e che arriverà con il prossimo volo, fra due giorni.

Fuori troviamo ad aspettarci, pazientemente, due suore. Sono le prime due «Missionarie della Carità» di Madre Teresa delle tante che vedremo in questo viaggio, sono i primi sorrisi che ci accolgono e che ci fanno subito dimenticare i disagi del viaggio e l'arrabbiatura per il bagaglio perso.

Arriviamo in albergo, al Taj Bengal, alle 4 del mattino. L'albergo è molto bello, molto al di sopra delle aspettative che avevamo per questo Paese.

Sabato 28 aprile

Dormiamo poco. Sveglia alle 8. Alle 9 si va in taxi alla Mother House. La prima impressione attraversando la città è che Calcutta sia una città caotica e sporca. Le macchine e gli autobus sono dei ferrivecchi rumorosissimi. Per la strada c'è un frastuono assordante, aggravato dall'uso continuo dei clacson.

L'ingresso alla Mother House è in un piccolo

vicolo, ma la costruzione è decorosa, grande, con un piccolo cortile centrale. Le suore ci aspettano. Sono vestite del loro sari bianco listato di azzurro. monsignor Franco si apparta con sister Nirmala, la suora che ha sostituito Madre Teresa, e con altre due suore anziane. Debbono parlare del lavoro che lo aspetta alla missione.

Dopo essermi tolte le scarpe, come ho visto fare alle suore, entro nella cappella. Dentro ci sono circa trenta suore, molte sono novizie e portano il sari completamente bianco. Non ci sono sedie e tutte stanno sedute sui talloni. Alternano preghiera e canto. L'atmosfera è di una tale spiritualità da coinvolgere subito anche me. La stanza è rettangolare ma l'altare è sul lato largo, come a San Gregorio al Celio. Dietro l'altare, per tutta la lunghezza della stanza, si aprono finestre attraverso cui si vedono gli alberi lussureggianti che crescono in tutta Calcutta. Uno di questi ha dei fiori gialli, profumati, che penetrano quasi nella cappella. Non si vede la strada, ma i rumori arrivano dentro, spesso assordanti, e coprono le belle voci. Ma nulla modifica la spiritualità del posto e la concentrazione delle suore. La loro serenità le porta in un mondo «indisturbabile», sacro, ma nello stesso tempo concretamente a contatto con il mondo caotico, pieno di confusione e di povertà, che urla all'esterno. Questa prima immagine mi fa capire subito una cosa importante di queste suore particolari: che la grande forza nel perseguire il loro obiettivo è legata alla capacità di non farsi influenzare dal mondo che le attornia e che inevitabilmente le avvinghierebbe in una disperazione annientante.

Sul lato opposto all'altare, verso il ballatoio che guarda il cortile interno, vedo, inginocchiata e reclinata su se stessa, quasi contro il muro, un'anziana suora concentrata nella preghiera. La guardo ancora dopo qualche minuto e realizzo che non ha mutato nulla della sua posizione. Poi capisco che si tratta di una scultura raffigurante perfettamente Madre Teresa nel punto e nella posizione in cui era solita pregare.

Prima di andare via conosciamo sister Rio e sister Anna, venute a salutare Ilario. Le rivedremo domani al ritiro, in una casa che chiamano Dom Dom. È lì che Ilario terrà gli esercizi spirituali alle suore che stanno per prendere i voti perpetui. Ci mostrano da lontano la stanza in cui viveva la Madre; è sopra le cucine, molto calda, ma lei non ci voleva neanche un ventilatore, per vivere come i suoi poveri.

Salutiamo sister Nirmala e prima di uscire preghiamo davanti alla tomba della Madre, al pianterreno.

Domenica 29 aprile

Il programma prevede che andremo, presto, a Dom Dom (in realtà si chiama Nirmala Kennedy Center). Lì sono le 50 suore del gruppo di sister Rio, in ritiro prima del voto perpetuo. Alle 7.30 vengono a prenderci due suore. Le troviamo nella hall: il contrasto tra la loro semplicità e il lusso dell'albergo è stridente, ma sono così eleganti nel loro semplice sari, così tranquille e serene, da non essere fuori posto.

A Dom Dom ritroviamo sister Rio, italiana di un paese vicino Ascoli Piceno, laureata in Matematica a Urbino, di famiglia molto agiata. Ci parla del disagio della sua vita fino alla decisione di seguire Madre Teresa. I suoi genitori, dopo tanti anni, ancora non capiscono e non accettano la sua scelta di vita. Ha preso il suo nome da quello di un fiume sopra Assisi. Sicuramente, anche se non ne parla, l'Umbria e san Francesco hanno avuto un ruolo importante nella sua vocazione. Ci racconta che ha preso la malaria otto volte e ci parla delle malattie della povera gente, delle piaghe piene di vermi che richiedono lunghe cure prima di poter guarire. Ci dice del loro lavoro, di come raccolgono la gente malata per strada. Ci racconta di una volta in cui fermarono un taxi per caricare un uomo raccattato tra la melma, di come il tassista cercò di opporsi, imprecò, ma la folla lo costrinse a trasportare il malato. Lo fece molto malvolentieri, imprecando in continuazione. Arrivati alla casa delle missionarie, dopo aver portato via il malato, sister Rio si fermò e pulì completamente il taxi dello sporco e del sangue del malato. Ci racconta che davanti a quel gesto l'autista le si inginocchiò ai piedi chiedendo perdono. Il giorno dopo portò tutta la sua famiglia dalle suore.

Sister Anna e sister Rio vanno con Ilario e io resto con due suore che mi fanno da guida per la casa. Vediamo molti bambini, piccoli, alcuni con meno di un anno, che qui vengono curati e nutriti. Il problema dei bambini, come capiremo il giorno dopo, qui è molto grave. Molti vengono abbandonati appena nati e le suore, oltre che curarli, debbono farsi carico del loro destino. Ho portato molte caramelle e i bambini sono molto felici. A un certo punto sfioriamo la tragedia; un piccolo di poco più di un anno, dopo aver messo in bocca una caramella, non riesce più a respirare e diventa cianotico. In qualche modo riesco a tirar via dalla trachea la caramella. Ma non ha problemi a rimangiarla immediatamente, dopo che è stata ridotta in piccoli pezzi. Poi vediamo il reparto delle donne e ragazze con malattie psichiche. Sono tutte sotto psicofarmaci e molte vengono sottoposte a elettroshock periodici. Mi salutano toccandomi le scarpe e poi lisciandosi i capelli: sembra che sia un gesto di grande rispetto nel West Bengala. Tutto è molto ordinato; sembra di essere in una casa contadina delle nostre campagne, con un grande orto e con animali.

Alle 11 seguiamo la messa della domenica assieme alle suore in ritiro e ancora una volta la loro concentrazione, la loro serietà e il loro ordine mi colpiscono. Sister Rio controlla amorevolmente le sue giovani suore, come una chioccia, con il suo bel viso italiano. È commovente ricevere la Comunione da Ilario, assieme alle suore.

Dopo mangiato, gioco con i bambini aspettando che Ilario finisca il suo lavoro. Verso le 16 mi raggiunge sister Rio e mi parla del suo lavoro, di quando, appena presi i voti, fu mandata a Salvador de Bahia a curare gli «allagatos», discendenti degli schiavi neri che vivono in palafitte, che non hanno neanche il latte da dare ai bambini che nutrono con acqua di mare e crusca. Mi racconta dell'arrivo di notte all'aeroporto, costrette a dormire a terra, lei e una consorella, e dei due barboni che le raggiunsero portando caffè e brioches per le «loro» suore. Perché per le «Suore della Carità» lo scopo della vita è aiutare i più poveri dei poveri. E a Calcutta, ci dice, vivono i più poveri dei poveri. Ci sono 12 milioni di abitanti e la metà vive nelle strade, in baracche senza altro che un tetto di cartone. Nascono nella strada, vivono nelle strade nutrendosi di spazzatura e muoiono ai margini di una strada. A queste creature si rivolge l'opera delle Suore della Madre. Ovunque esistano i poveri dei poveri, lì nasce una Casa. Sul Crocifisso che è il loro simbolo è scritto «I Thirst». E l'azione di Madre Teresa è volta a spegnere l'incommensurabile sete di giustizia e di carità di questo Cristo sulla Croce.

Alle 18.30 si torna a casa lungo una strada che è un corteo di macchine scassate, su vie dove non esiste nessuna regola, non esistono semafori agli incroci, ci si sorpassa a destra e a sinistra. Per evitare di scontrarsi tra loro ogni macchina segnala la sua presenza suonando; la conseguenza è che tutte le macchine suonano il clacson contemporaneamente. Ma non è un suono di protesta, è un suono in un certo modo ordinato. Fa parte del disordine totale che esiste, ci dirà il giorno dopo sister Petra, croata, trentenne, dagli occhi azzurri ridenti. Il viaggio, sia all'andata che al ritorno, è fatto sull'ambulanza di cui si servono le suore per le loro attività umanitarie. È un vecchio furgone con scritto sopra «Ambulance» e «Missionaries of Charity». È singolare l'arrivo in albergo di questa scassata ambulanza da cui discendono, ricevute da portieri gallonati, due persone disfatte da una giornata di afa, accompagnate da due sorridenti suore di Madre Teresa.

Lunedì 30 aprile

Sveglia alle 7.30. Alle 9.30 due suore, sorridenti nel loro sari bianco listato di azzurro, ci aspettano nella hall. Il colore del sari è stato scelto perché il bianco è il colore dei poveri. Il bianco in India è anche il colore delle vedove e per questo all'inizio le suore erano chiamate «le vedove». Per i primi tre anni, da novizie, indossano un sari tutto bianco; poi al quarto anno, dopo il primo voto, prendono l'abito definitivo bianco e blu. Il voto viene ripetuto per 6 anni, fino a quello perpetuo del decimo anno. Il sari è sempre molto pulito, viene lavato ogni giorno. Dà loro un'incredibile eleganza, con il suo scialle che dalla cintola si porta dietro il corpo per terminare sulla testa come un velo. Mi ricorda il bellissimo manto della *Ebe* del Canova dell'Ermitage. È emozionante essere accanto a una suora, elegante nella sua semplicità, decisa e fiera per la scelta di vita che ha fatto, con negli occhi e nell'espressione del viso il sorriso della bontà e dell'amore per il prossimo.

Sister Petra e sister Mary mi accompagnano a Shishu Bhavan (la casa dei bambini). Iniziamo dal settore dove sono i bimbi malati e denutriti. Sono spesso portati qui dagli stessi genitori che non sanno come curarli e sfamarli. Dopo le cure tornano a prenderli. In questa casa c'è anche un settore per le ragazze madri; le accolgono e poi si prendono cura dei loro figli, che in genere rimarranno qui. Usciamo in un cortile ed entriamo in una costruzione che si apre sull'altro lato. Deve essere stata una gran bella casa, piena di maioliche liberty, di smalto nero e motivi floreali. A Calcutta si vedono tante costruzioni che devono essere state bellissime, ma purtroppo oggi sono crollanti. Questa è ancora ben tenuta, anche se non lussuosa. Tutti i bambini che vedremo qui sono senza famiglia, abbandonati, trovati nei cassonetti dell'immondizia, portati qui dagli ospedali dopo essere stati curati o dopo il parto. Entrando ci togliamo le scarpe. Al pianterreno ci sono i più piccoli. Giocano per terra, molti ancora non camminano. Per terra ci sono, tra i pochi giocattoli, decine di ciucciotti, che i bambini raccattano mettendoseli in bocca, che si scambiano l'un l'altro e che poi vanno a finire nuovamente per terra. È una visione divertente ma al tempo stesso indicativa di come qui tutto, per poter essere fatto, debba mirare all'essenziale. Non ci sono né possibilità né tempo per l'eccesso. Una bella scala di legno porta al primo piano dove sono i bambini di 1-4 anni. Sono qui in attesa di trovare un'adozione. Vi sono due grandi stanze, molto belle, con i pavimenti antichi con decorazioni, completamente piene di culle, ognuna con tre bambini dentro. Nessuno piange, sono allegri, alcuni mangiano, altri giocano, altri dormono. Su una lavagna all'ingresso viene tenuto il conto dei presenti: oggi ce ne sono 172! Ogni giorno ne vanno da 3 a 5 in adozione, ma altrettanti, se non di più, ne arrivano. L'atmosfera è allegra, serena, come se da un momento all'altro dovessero arrivare tutte le madri a riportare i bambini a casa. Usciamo commossi. Pensiamo alle follie occidentali, dove si discute di clonazioni o di fecondazioni artificiali mentre qui vi sono vite che non aspettano altro che di ricevere e dare affetto. Incontriamo un gruppo di spagnoli venuti per prendere un bambino che una coppia di loro ha adottato. Ci spiegano che ci vogliono ben 6 certificati di rifiuto da famiglie indiane prima che si possa iniziare la procedura di adozione. Li lasciamo ammirandoli.

Ci dirigiamo a Kalighat, per metà tempio della dea Kali, per metà occupato dalla Casa dei Morenti delle Missionarie della Carità (il Nirmal Hriday). La costruzione è bella, anche se avrebbe bisogno di qualche restauro. La parte delle suore confina con il tempio della dea Kali e con un mercato, con una commistione di attività tipica di Calcutta. Entriamo e ci troviamo subito in uno stanzone pieno di adulti malati. Alcuni sono molto gravi, altri sembrano stare meglio. Prevale su tutto un senso di pulizia, di ordine, di efficienza. Tutto è azzurro, dalle coperte dei letti ai vestiti dei pazienti. Dietro una tenda, un medico italiano, aiutato da una suora, medica una persona piagata dalla testa ai calcagni; deve essere rimasto a lungo, giorni interi, a terra, nel fango, per aver potuto riempirsi di piaghe in questo modo. Ci dicono che in questa casa raccolgono dalla strada gli adulti talmente mal ridotti da non potersi più muovere, li curano e li nutrono fino a quando possono mandarli nuovamente da dove li hanno presi, nella strada, per far posto ad altri. È come cercare di vuotare il mare con un bicchiere, ma è anche cercare di soddisfare quella sete di giustizia e di carità di cui parlavo prima. Visitiamo la camera mortuaria, ma per fortuna oggi non ci sono stati decessi. Nella casa tutti sorridono, il dramma viene trasformato in amore e quindi nella gioia della carità.

L'impressione che si ha a Kalighat, più tangibile che negli altri posti, è che le suore siano riuscite a normalizzare il dramma, a far apparire come attività normale quella che invece si inserisce in una realtà drammatica. È come se vi fosse un'inesorabilità nella loro vocazione per cui tutto, anche la realtà peggiore, deve essere accettato con il sorriso, come cosa «normale». E questo spiega perché ci vogliano 10 anni e 6 voti confirmatori prima di arrivare al voto conclusivo, perpetuo.

In tutte le case vi sono ritratti della Madre; spesso c'è anche una bella fotografia rettangolare in cui si vede Madre Teresa porre le mani sul capo di sister Nirmala, per la consacrazione di una successione che dopo poco tempo si sarebbe concretizzata.

La sera vado con le suore a prendere Ilario a Dom Dom. Per strada siamo sorpresi da un temporale violentissimo. Al ritorno il traffico è impazzito perché un albero è caduto interrompendo una corsia stradale. Il disordine diventa assoluto. In macchina con noi sono due suore, sempre una indiana, che fa da interprete con l'autista, e sister Mìcala, slovena, molto sveglia e intelligente, con un bel senso dell'umorismo. Quando Ilario dice che il secondo paragrafo del regolamento delle Missionarie della Carità lo ha scritto lui, lei commenta, con un gran sorriso: «Per questo non l'avevo capito!».

Martedì 1° maggio

Il primo pensiero che ho, appena sveglio, è che oggi in Italia è giorno festivo e che sarei andato a Fregene! Ma subito rientro nella realtà di Calcutta. Oggi il programma è di andare a vedere il lebbrosario, a Titagarh, 30-40 chilometri fuori città. È uno dei due che le suore hanno organizzato vicino Calcutta. È tenuto dai «fratelli», mentre l'altro, più grande, tenuto dalle suore, è più lontano.

La strada che percorriamo è una specie di carovaniera su cui viaggia di tutto, macchine, carri, autobus scalcagnati pieni di persone, biciclette. È fiancheggiata da capanne, case di fortuna; c'è fanghiglia dappertutto e la gente ci vive in mezzo. La confusione è incredibile. Ogni 100 metri c'è una pompa d'acqua dove gruppi di persone si lavano.

Si succedono mercati melmosi dove la gente compra verdure e dove si aggirano, libere, mucche magrissime. Il numero di persone che vivono ai bordi di questa strada è altissimo.

La lunghezza e la lentezza del viaggio ci permettono di parlare con le due suore di turno che ci accompagnano, sister Mary, indiana, allampanata, e sister Petra, piena di vitalità, sempre sorridente con il viso e con gli occhi azzurri. Ci dicono che sister Mary fa parte del ramo contemplativo mentre sister Petra di quello attivo; mai l'aspetto esteriore ha rispecchiato altrettanto fedelmente l'intima inclinazione di una persona come con queste due suore. Dialogo soprattutto con sister Petra, che parla bene l'italiano (nel frattempo sister Mary recita il rosario!). Le chiedo il motivo della scelta del nome Petra. La risposta è molto bella, quasi commovente. «Mentre eravamo alla fine del noviziato la Madre ci invitò a scegliere il nome di un martire o di una martire, e questo sarebbe stato il nostro per il resto della vita. Ero impaurita dalla scelta. Sapevo che non sarei stata in grado di portare il nome di una martire *già nata santa*, di una martire così perfetta che non sarei mai stata in grado di emulare. Pensai allora a un martire che nella sua vita era stato debole, che aveva avuto paura, ma che da quella debolezza e da quella paura era riuscito a costruire il suo martirio. E questo martire è stato san Pietro. Per questo ho scelto questo nome, che in croato si dice Petra.» Ci spiegano che sono insieme perché stanno seguendo il corso che le porterà, alla fine dell'anno, ai voti perpetui. Poi torneranno alle loro diverse vite, contemplativa per l'una e attiva per l'altra.

Arriviamo al lebbrosario, Gandhiji Prem Nivas Leprosy Center, a Titagarh. Entriamo in un grande stanzone pieno di panche. Ci accoglie il fratello responsabile della struttura. È un uomo molto gentile, indiano. Ci dice che in quell'ambulatorio vengono 12.000 persone al mese per essere controllate o prendere medicine. Vediamo una sala operatoria per gli interventi sulle ferite suppurate o sulle necrosi o per le correzioni delle deformità articolari. Naturalmente il confronto con una nostra sala operatoria è improponibile. Qui tutto è arrangiato, anche se efficiente.

Pensiamo di avere visto tutto, ma lui ci chiede di seguirlo. Usciamo dal retro del padiglione su una serie di binari della ferrovia di Stato, che dobbiamo attraversare. Lo spazio è largo in tutto 30 metri ma non c'è pericolo. Durante tutto il tempo in cui siamo stati lì è passato solo un convoglio.

Al di là dei binari vediamo una lunga costruzione blu, con sulla porta (che guarda sulla linea ferrata) scritto «Missionaries of Charity». È questo il lebbrosario. Dentro, tutto ci si presenta pulito e gaio, i colori, le piante, le persone. Ci dicono che vi sono ricoverati 180 lebbrosi in cura. Ma prima ci portano a vedere il reparto dove i lebbrosi guariti, rifiutati spesso dalla società, vengono impiegati per un reinserimento nella vita sociale. Si tratta di un lungo stanzone, tutto blu e giallo, con su un lato una lunga fila di grandi telai in legno. Sono 50 in tutto. Qui i lebbrosi guariti lavorano (pagati) per fare i tessuti che saranno usati nelle case delle missionarie, le stoffe bianche e blu per i sari, le lenzuola dei letti, le divise dei malati, i vestiti dei bambini. L'atmosfera è bellissima! La gente sta mangiando e ci sorride a mani giunte. Seguiamo tutta la sequenza della tessitura, che dalla semplice spoletta di cotone giunge alle tele colorate. Fuori vediamo un grande stanzone aperto (una specie di patio) dove si ascolta musica e dove sono radunate le famiglie dei pazienti, donne, bambini. Anche qui si festeggia il 1° maggio. Sono tutti vestiti a festa, con i loro sari colorati ed eleganti. Su una tavola, coperta da teli puliti, si stende una grande quantità di riso cotto e degli inservienti portano secchi pieni di cibo. Si sente l'odore del curry. La sensazione di gioia sembra irreale se si pensa che stiamo visitando un lebbrosario. La lebbra sembra rimasta all'esterno. Ma veniamo subito riportati alla realtà, nelle corsie. Sono anche queste stanzoni rettangolari, blu e gialli. Anche i malati ci sorridono. Sono tutti con evidenti medicazioni, alcuni sono amputati, altri hanno avuto delle correzioni articolari. Le medicine curano bene la lebbra ma poi bisogna trattare le deformazioni che rimangono. Vediamo molti bambini portati qui perché gli ospedali non li prendono, le famiglie non li rivogliono mai indietro e quindi vengono adottati dalla comunità. Capiamo che qui la malattia è una disgrazia peggiore della morte. Sono però tutti allegri nei loro vestitini puliti, accuditi dalle altre pazienti anziane. Più che di solidarietà si tratta di fratellanza tra persone colpite da una profonda sofferenza, di dedizione assoluta verso gli altri da parte di chi è appena meno sofferente e meno colpito dalla vita ed è pronto a dare tutto a chi è più colpito. Ancora una volta il dramma si è trasformato in vita normale. E questo è il più grande miracolo del lavoro di Madre Teresa. Una lebbrosa mi abbraccia, accarezziamo i bambini. Arrivano delle pazienti con in braccio un bambino di 1-2 mesi. È stato abbandonato appena nato e loro l'hanno tacitamente adottato. Crescerà nel lebbrosario, senza che venga fatta denuncia alle autorità; ma questo è la norma.

All'esterno della costruzione ci sono gli orti e le vasche dove allevano i pesci che poi vengono mangiati. Questo terreno è stato occupato abusivamente dalla Madre; successivamente, quando già c'erano i lebbrosi, è stato chiesto il permesso governativo che dopo poco è stato accordato. Evidentemente anche le autorità capiscono che il lavoro delle suore serve a togliere loro qualche grosso problema.

I fratelli ci invitano a restare a pranzo, ma preferiamo tornare a Calcutta.

Quando la macchina esce dal recinto di questo spazio di quiete piombiamo di nuovo nella sporcizia, nella confusione, nel caos. Abbiamo quasi la sensazione che l'opera di queste persone si infranga contro un mare di sofferenza e di malattia. Ma se pensiamo ai numeri (12.000 curati ogni mese, 180 ricoverati, molti reinseriti in un lavoro, molti con una dignità riacquistata e un affetto forse mai avuto prima), allora capiamo che lo sforzo ha un senso e quanto coraggio ci voglia per non scoraggiarsi e proseguire nella strada dell'amore.

Il ritorno a casa avviene in silenzio, sia perché

riflettiamo su quanto visto, sia perché siamo un po' stanchi.

La sera, a cena, è il momento bello dei commenti.

Mercoledì 2 maggio

Dopo colazione vado velocemente a vedere St Paul Cathedral, la cattedrale cattolica, e il Victoria Memorial.

Se questo fosse un libro, questo capitolo potrebbe intitolarsi «Gli uccellini e le cornacchie». Calcutta è piena di nere cornacchie che volteggiano ovunque, si fermano in gruppo, fanno a gara con il loro gracidio sgraziato a coprire il frastuono infernale delle macchine. Il risultato è un rumore spiacevole e assordante. La cattedrale è una chiesa in stile coloniale, a croce latina ma con l'altare situato dove di solito noi mettiamo l'ingresso, con bellissime sedie di legno e vimini, belle vetrate, tanti ventilatori a pala che pendono dal soffitto. Quando entro, lasciando fuori lo stridio delle cornacchie, mi sento avvolto da un'insolita e piacevole musica. Centinaia di uccellini hanno fatto il nido nei cornicioni alti, sui lampadari, sui ripiani delle finestre più alte. La chiesa è piena del loro cinguettio. È una sensazione bellissima, come di un canto degli animali a Dio non nel creato ma, questa volta, insolitamente, nella Sua stessa casa. Mi aggiro per la chiesa preso da questo canto. Fuori mi aspetta un autista sikh, con il turbante in testa. È simpatico e faccio delle foto con lui. Da quando sono a Calcutta è la prima persona che nel traffico si arrabbia e protesta con gli altri autisti. Mi porta al Victoria Memorial.

Il Victoria Memorial è il simbolo della presenza dell'Inghilterra in India. Interessantissima e bellissima è la mostra dei paesaggisti inglesi che dipinsero l'India tra la fine del Settecento e la prima metà dell'Ottocento. È una documentazione fantastica su come l'India fosse, a quei tempi, bellissima, se si era dalla parte giusta.

Per strada osservo la gente. È strana la differenza tra gli uomini, spesso cenciosi, trasandati, e le donne, sempre in ordine, anche nei posti più umili, sempre con i sari colorati che le avvolgono.

Nel pomeriggio, assieme a sister Anna e a una suora indiana, dolcissima, bellissima, con un sorriso luminoso (forse tra le immagini più belle che porterò dall'India), andiamo a Dom Dom. Sento il bisogno di parlare ancora con sister Rio. Mentre andiamo in macchina, io e le due suore siamo seduti nel sedile posteriore, sister Anna mi dice che è stato un privilegio avermi conosciuto e mi chiede il permesso di recitare il rosario per me. Mi sento molto imbarazzato e impacciato mentre le due suore cominciano il loro rito di preghiere, con le voci che si alternano nella recitazione.

Quello che stava succedendo aveva dell'incredibile. In questa macchina che si districava nel traffico infernale, tra rumori di motori e clacson sempre in funzione, lungo questa strada piena di miseria e degrado, due suore recitavano a bassa voce le loro preghiere, non indifferenti al mondo esterno ma piuttosto invulnerabili, nella loro forza, da quel mondo esterno al quale giorno dopo giorno imponevano la forza delle loro convinzioni. Un po' alla volta anch'io mi unisco sottovoce al loro bisbigliare, ricordandomi all'improvviso, dopo tanti anni, dei rosari recitati dai salesiani, quando facevo le scuole medie. Tutto un mondo passato, in quel momento, tornava in vita e mi sembrava come se il viaggio in India raggiungesse uno dei suoi punti più spirituali e più essenziali. E come espressione di questo mondo di grandi contraddizioni che è Calcutta, sul cruscotto di questa macchina che avanzava con la forza del rosario, faceva mostra di sé, illuminata da piccole lampadine sfavillanti, un piccolo tempietto con dentro la dea Kali!

Finito il rosario, non so perché, racconto alle

suore una cosa sulla quale avevo riflettuto quella mattina. E cioè che, malgrado se ne parlasse da tempo, proprio il giorno prima della partenza per Calcutta era stata costituita l'Associazione per la Ricerca in Neurochirurgia Atena Onlus, alla quale lavoravo da più di un anno. Sister Anna appare molto eccitata dalla coincidenza e dice che tutto questo non può che essere stato voluto dalla Madre. Anche questo dà un senso speciale a questo insolito ed eccezionale viaggio. Per il resto del tempo parliamo di Neurochirurgia. Sono piene di domande e di ammirazione, come se parlassi di cose meravigliose e difficilissime. La loro umiltà mi commuove; mi parlano come se loro non facessero niente tutto il giorno e sono stupite per un lavoro che, in confronto al loro, a me sembra nulla. Ma le loro parole mi fanno capire che, pur con grandi differenze, anche il nostro lavoro è rivolto alla povera gente, che la malattia rende povero e bisognoso di cure e di amore chiunque, anche se non si tratta di un reietto raccolto per le strade di Calcutta, che quando si è colpiti da una malattia grave ognuno ha la sua Calcutta.

A Dom Dom ritrovo i bambini, carini, allegri. Una suora mi fa sedere nella stanza dove abbiamo mangiato e dove siamo rimasti il primo giorno.

Fuori è molto caldo ma il ventilatore rende l'attesa possibile.

Dopo poco arriva sister Rio. In realtà ero venuto qui sperando di parlare con lei. Mi piace molto questa suora energica, decisa nella sua scelta, felice di quello che fa. Come sempre è scalza, elegante nel suo sari immacolato. Anche lei è felice di vedermi e mi dice che le sarebbe dispiaciuto se fossi partito senza incontrarla di nuovo. Si siede con me attorno al tavolo e parliamo di tante cose, dell'Italia, della sua vocazione, del suo lavoro, della Madre, delle suore che sta portando alla scelta decisiva, cercando di capire, per ognuna di loro, se potrà farcela, se la scelta è giusta. Anche se capisce che si priverebbe di risorse per loro essenziali, mi dice che vorrebbe pagare l'albergo per monsignore. Mi fa piacere tranquillizzarla dicendole che ci penserò io. È una lunga conversazione, serena, mentre fuori scende la sera, con una donna serena. Si parla della vita e del significato che per ognuno di noi essa ha, si parla del prossimo e di Cristo che disse «tutto quello che è fatto a qualunque creatura lo avete fatto a me». «*You did this to me*» diceva la Madre!

«*Be a doctor of God*» mi dice all'improvviso sister Rio, e queste parole arrivano in fondo come macigni e scuotono, dette da chi agli altri, ai poveri tra i poveri, ha dedicato la vita.

Ci raggiunge sister Anna, si è fatto buio, continuiamo la conversazione in inglese. Sister Anna le racconta della Fondazione e tutte e due dicono che non è un caso che io sia andato a Calcutta e che pregheranno per questo. Mi chiedono di mia madre. All'improvviso, con il volto che si apre in un grande sorriso complice, come di chi sta per fare un'affettuosa sorpresa a una persona cara, tirano fuori un crocifisso e un rosario. Il rosario è a grani grandi, consumati. Ma quello che è particolare è il crocifisso. È lungo circa 15 centimetri, pesante, all'esterno di metallo dorato dentro il quale è incastonata una croce di legno nero, forse ebano, un po' irregolare, non perfettamente liscio. Sul legno è la figura di Cristo, dello stesso metallo dorato esterno che contrasta con il nero della croce, in alcuni punti consumato per essere stato toccato per anni. Ognuna di loro, quando prende i voti perenni, ne riceve uno in tutto uguale tranne che per il colore argentato del metallo della croce e del Cristo. Lo tengono dentro una piega interna del sari, infilato alla cintola. Il crocifisso e il rosario che mi mostrano e che posano sul tavolo davanti a me sono appartenuti, da sempre, a Madre Teresa.

Da dopo la sua morte sono di proprietà della casa madre e vengono fatti toccare e baciare dalle suore prima dei loro voti definitivi. Per questo motivo li hanno portati a Dom Dom. Mi raccontano che il Santo Padre (Giovanni Paolo II) avrebbe voluto avere quel crocifisso ma le suore glielo hanno rifiutato. Gli hanno fatto dono di quello che era stato tra le mani della Madre per i sette giorni in cui il suo corpo è stato esposto al pubblico. Mi chiedono di toccarlo e di baciarlo, ma mi sento in grande imbarazzo a toccare quella che per loro è un'inestimabile reliquia. Proprio in quel momento va via la luce e penso che forse è un segnale o un aiuto per far passare quel momento di imbarazzo. Ma mi sbaglio. Non appena la luce torna le ritrovo con lo stesso sorriso e lo stesso invito a prendere il crocifisso. È pesante e solido, passo il pollice sul corpo del Cristo, e penso che lo stesso gesto deve essere stato fatto, tante volte, dalla Madre. E penso a cosa debbono avere pensato migliaia di suore nel toccare quel crocifisso, a come per loro quel gesto debba avere avuto il valore morale del ricongiungimento con la Madre, a come debbano averlo sentito come il premio per tutte le sofferenze sopportate, per tutti i dolori di cui si erano fatte carico e di cui si sarebbero fatte carico per il resto della vita. Sento l'importanza e il valore del momento. Sister Rio e sister Anna continuano a fissarmi sorridenti e mi lasciano a lungo quegli oggetti fino a che non decido di restituirli. Poi arriva Ilario. Ci avviamo verso la macchina. Le suore vengono a salutarci. Sister Rio mi abbraccia commossa e io, con le due mani, le stringo la mano in cui ancora tiene il crocifisso della Madre.

Torniamo verso Calcutta. Rischiamo due o tre volte lo scontro frontale con altre macchine, evitiamo per un soffio due o tre persone che attraversano la strada al buio, a piedi o in bicicletta, sempre accompagnati e assistiti dalla dea Kali che adesso, di notte, risplende incredibilmente con le sue lucine intermittenti. Quando lo faccio notare agli altri scoppia una risata generale.

Passiamo dalla Mother House perché Ilario vuole salutare sister Nirmala che domani parte per l'Italia. Preghiamo sulla tomba della Madre, incontriamo sister Nirmala, poi sister Shanti, preghiamo nella cappella al primo piano, ma soprattutto seguiamo affascinati la vita della casa. È buio, la casa sta per chiudersi, novizie e suore passano in continuazione, ognuna occupata in qualcosa di specifico. Alcune fanno le pulizie, alcune passano con dei libri sotto il braccio e vanno nella cappella per l'ultima preghiera della sera, una di loro porta una grande lavagna dove domani scriveranno le intenzioni delle loro preghiere, altre prendono acqua dal pozzo, un gruppo recita in coro le preghiere serali. È come essere spettatori dentro un alveare dove si distilla il miele della serenità. Alle 20 la luce si spegne, la cappella si chiude e noi usciamo lasciando le suore, finalmente, al loro riposo.

In albergo mangiamo la solita pizza margherita accompagnata da una birra. Dopo avere tentato la cucina indiana abbiamo scoperto che in albergo c'è un cuoco italiano che fa un'eccellente pizza. Da allora è stato sempre pizza e birra. Domani parto, lasciando da solo Ilario che deve finire il suo lavoro per le suore. Rimarrà ancora qualche giorno. Ci dispiace dividerci. Siamo consapevoli di avere vissuto un'esperienza unica e irripetibile. Siamo consapevoli che non potremo più prescindere da questi giorni a Calcutta, che rimarrà un segno in ognuno di noi, che questa settimana insieme ha creato un legame che rimarrà per sempre.

Mattino del 3

Sveglia alle 4.30. Alle 5 debbo lasciare la stanza, ma mi dispiace. Dalle finestre sul parco si vede arrivare la luce. Calcutta comincia a svegliarsi per un nuovo giorno di confusione, di fame, di malattie, di sofferenze, ma anche di presenza di quelle creature magnifiche che sono le Suore Missionarie della Carità di Madre Teresa. Il distacco è difficile e mi rendo conto, con forza, di quanto intensamente ho amato questa città.

Dopo pochi mesi dal ritorno a Roma, scrissi queste righe a sister Rio:

> Carissima sister Rio,
> anche se sono passati molti mesi da quando sono venuto a Calcutta, il ricordo di quei giorni è sempre impresso nella mia memoria. Così come il desiderio di voler fare qualcosa per la povera gente, aiutando in qualche modo Voi che tanto fate per gli altri.
> Il mio ritorno a Roma è stato seguito da una serie di avvenimenti che hanno assorbito completamente il mio tempo. Tra questi, la presentazione dell'Associazione per la ricerca sulle malattie cerebrali, la cui costituzione era avvenuta esattamente un giorno prima della partenza per Calcutta e di cui Le ho parlato. E poi l'impegno continuo in reparto, con il peso di una chirurgia estremamente impegnativa.
> Ma il pensiero è sempre venuto a Lei, alla Vostra missione, e, di conseguenza, al desiderio di contribuire, per quel che è possibile, come persona e come diret-

tore di un istituto di Neurochirurgia, ad aiutare il vostro impegno verso chi ha molto meno di noi. I momenti difficili che in tutto il mondo stiamo vivendo sono un ulteriore monito a riflettere sulle ingiustizie che, chiudendo gli occhi, accettiamo e giustifichiamo giorno dopo giorno.

Il ritardo con cui Le scrivo dipende anche dalla difficoltà nel trovare risposte ad alcune domande che, da quando sono tornato, continuo a pormi.

Noi svolgiamo il nostro lavoro in una Università Cattolica e questo deve significare che, accanto all'impegno nella professione medica, si senta con forza il dovere di un impegno umano verso la gente che vada oltre i doveri professionali. Ma, Le chiedo, è sufficiente cercare questo impegno nel lavoro di tutti i giorni con i nostri malati? Possiamo considerare che una Calcutta esista in ogni posto in cui qualcuno soffre? Anche in ospedali moderni ed efficienti come il Policlinico Gemelli?

Oppure è giusto cercarlo *anche* là dove la sofferenza è maggiore e aggiungere alla professione di tutti i giorni un momento di volontariato all'esterno? E se Lei pensa che la risposta più giusta sia la seconda, come ritiene che il nostro impegno debba realizzarsi affinché ne derivi un aiuto concreto e fattivo?

Le chiedo queste cose perché sono sicuro che Lei queste domande deve essersele poste tante volte. La forte serenità che ho visto in Lei mi dà la certezza che saprà darmi la risposta giusta.

Durante i miei giorni a Calcutta ho sentito il bisogno di scrivere un diario per fissare il ricordo di un'esperienza talmente importante da non potere rischiare di dimenticarla. Rileggerlo mi permette di ripensare a Lei, a sister Anna, a sister Nirmala, alle Suore che mi hanno accompagnato per la città, sister Petra, sister Mary, sister Mìcala, e a tutte le altre incontrate.
La lettura di questo diario ha spinto molte persone a desiderare di darvi il loro aiuto. Spero che lo abbiano fatto veramente.
Con la viva speranza di rivederla molto presto Le invio i più cari saluti.
Roma, 11 ottobre 2001

«La gioia del Signore è la nostra forza.»
Turalei, Sud Sudan (Africa)

Aprile 2002

Caro Dr. Giulio,
come sta? Che la gioia del Signore risorto ricolmi i vostri cuori... fino al trabocco!! Le vie del Signore sono davvero infinite!! Non può immaginare, sono sicura, chi le sta scrivendo e... da dove!! (provo a scriverle in italiano anche se, dopo tanti anni che non lo uso, non so se riuscirà a capirmi!! Please forgive me!!).
Sono Suor Rio e non le scrivo da Calcutta ma... dal Sud Sudan... un paese distrutto e lacerato da una guerra che dura da tanti anni... But... let me start from the

beginning. Dopo i voti delle mie suore a Calcutta (24 maggio 2001) suor Nirmala ricevette il «pleading» di 2 vescovi del Sud Sudan di mandare suore ad aprire case in questo paese dove nessuno vuol venire per paura della guerra. Io chiesi davvero al Signore di farmi questo dono (dopo tanti anni di lavoro nella formazione!!) ... ed... eccomi qui... felice come non lo sono mai stata in vita mia!! Sono partita da Calcutta il 3 giugno e... dopo seri problemi per ottenere il «permit»... finalmente il 17 agosto siamo arrivate qui (siamo in 5 suore). Quello che abbiamo trovato mi ha davvero sconvolto... sembra di essere... in un altro mondo! (Qui è come se il tempo si sia fermato), non ci sono strade, case, luce, acqua... tutto è allo stato primitivo. La gente vive in tukuls fatti di terra e di paglia... nudi come il Signore li ha creati, senza nessuna assistenza, muoiono o uccisi dalla guerra o di fame o di infezioni e diverse malattie. Nessuno vuol venire qui per paura della guerra. Ogni giorno l'Antinop che bombarda passa sul nostro cielo ma fino a oggi nessuna bomba è caduta qui a Turalei (l'ultima risale a giugno dell'anno scorso). Il fronte della guerra è a 9 ore di cammino da qui... I soldati ritornano mutilati, pieni di ferite etc e noi cerchiamo di fare quel poco che possiamo! La nostra presenza ha fatto gridare al miracolo... non riescono a credere che siamo venute a «vivere e morire» con loro... ci guardano come se fossimo creature discese dal cielo!! Non hanno idea di cosa sia una suora o qualcuno di pelle bianca... o... I

also believe that is a real miracle... Jesus in the Eucharistic presence (our chapel is a small tukul too, we too live in a tukul!!). I am sure will bring peace to this suffering country!! Things are already changing so much and someone who came told us that now this place is no more Turalei ma... un piccolo paradiso. È stato così che abbiamo battezzato questo luogo «il piccolo paradiso». Il vescovo è una persona eccezionale, è del Nord Sudan, è ricercato dai nemici per essere ucciso (lo considerano un traditore!). Ma lui va in tutto il mondo e parla senza paura degli orrori di questa guerra e di tutte le sue conseguenze. Si chiama Max Macram Gassis... forse ne avete sentito parlare... viene spesso anche in Italia e parla italiano meglio di me! (Mi piacerebbe tanto che lei lo conoscesse!) Ama questa gente con tutto il suo cuore... viene ogni volta con il rischio di essere ucciso... non può rimanere molti giorni con noi... e ogni volta che riparte «piange» vedendo noi che invece restiamo!... Ogni volta è come se ancora non riesca a credere che abbiamo scelto di vivere qui! Si arriva qui solo con un «charter plane» e il permit viene rilasciato dall'S.P.L.A. (il Movimento di Liberazione) attraverso il vescovo che risiede a Nairobi. Per comunicare con il mondo abbiamo una radio con un codice segreto... le lettere ci vengono da Nairobi quando qualcuno viene! Se ci si ammalasse... il Signore provvede!

Ed ora... il miracolo della sua lettera che da Calcutta è arrivata fin quassù!! Ci ha messo tempo naturalmente

(l'ho ricevuta la settimana scorsa, quando il vescovo è venuto!). Grazie infinite dell'amore e della fiducia che pone nella nostra congregazione e preghi tanto perché il Signore ci conservi umili, nascoste e «serve» continuando a usarci «the way He wants»!!
Riguardo alla sua domanda...: 1) Calcutta esiste non solo «everywhere» ma... nel cuore di ogni uomo!! 2) Se il Signore le ha posto nel cuore questo desiderio «di amare più in profondità» può farlo lì o in qualsiasi altra parte del mondo! 3) Se lo spirito è così forte da spingerlo ad azioni (o scelte) più coraggiose e più radicali... allora benvenuto al «Piccolo Paradiso»... magari solo per una visita di pochi giorni, per conoscere più da vicino questa realtà (se vuole davvero farlo la spinta deve venire solo dal Signore!).
Saluti carissimi a Mons. Franco, a lei le nostre preghiere di ogni giorno perché il Signore lo conservi sempre più profondamente nel Suo amore!!! Lei appartiene, con il cuore, al «Piccolo Paradiso»!! In Gesù Eucarestia, Sr. M. Rio m.c.

Con Hilary Franco, malgrado la sua permanenza a New York, dove il suo lavoro per il Vaticano lo ha portato a essere costantemente all'ONU, l'amicizia è rimasta forte e vera, a dimostrazione che quando i sentimenti sono sinceri non bastano le distanze a farli affievolire.

La domenica dell'8 dicembre del 2013, giorno dell'Assunta, Hilary è venuto appositamente dagli USA per celebrare, nella chiesa dei Santi Luca e Martina, al Foro Romano, il matrimonio mio e di Carla, in una splendida chiesa, con i più cari amici, in una giornata di grande gioia.

7

Due Papi Santi

«In principio era il Verbo... e il Verbo si fece carne e venne ad abitare in mezzo a noi...»

Vangelo di Giovanni

27 aprile 2014

È domenica. Sveglia alle 6.30 per andare in San Pietro per la canonizzazione di Giovanni XXIII e Giovanni Paolo II. Già da qualche giorno Carla è eccitata per questa cerimonia, come il giorno del nostro matrimonio. Per lei è un appuntamento molto importante, per la sua fede fortissima e perché, finalmente sposati, possiamo andare alla presenza di ben quattro Papi. La messa comincerà alle 10 e si prevede che vi sarà un milione di fedeli. Piazza San Pietro sarà bellissima, piena di preghiere e di spiritualità.

Ieri sera abbiamo visto il bel film sulla vita di Karol Wojtyla; questa notte ho dormito poco e mi sono tornati in mente i miei ricordi di questi due Papi.

Di Giovanni XXIII ricordo quando, la sera del 28 ottobre del 1958, uscendo dalla classe serale del ginnasio di Caltanissetta, sentii tutte le campane delle chiese suonare senza sosta, festose, per annunciare che era stato eletto il successore di Pio XII, il Papa ieratico e riservato che vedevamo in televisione solamente nelle occasioni solenni. Allora avevo 14 anni, pensavo che un Papa potesse essere solo così, senza sapere che Giovanni XXIII si sarebbe calato tra la gente, con umiltà, umanità e partecipazione. Qualche anno dopo, era la sera della grande apertura del Concilio Vaticano II, mi commossi al suo discorso dalla finestra; parlava della luna e diceva di portare una carezza ai bambini, una volta tornati a casa.

Di Giovanni Paolo II i ricordi sono tanti, dal giorno della sua elezione, quando mi trovai in una piazza San Pietro pienissima per sentire il suo dolcissimo «*mi corriggerete*», al suo ricovero al Gemelli dopo l'attentato del 13 maggio 1981. Ricordo che mi trovavo in sala operatoria intento a operare una piccola bimba per un problema cerebrale quando gli anestesisti ci dissero che il Papa era stato ferito e che stava per essere operato al piano superiore. Poi tanti incontri. Un'estate di molti anni fa, fu ricoverato da noi il suo segretario africano dello Zaire, Emery Kabongo, per un grave trauma cranico. Il Santo Padre venne a trovarlo in Rianimazione. Dopo la dimissione, per qualche mese, ogni 7-10 giorni mi recai in Vaticano per controllare il suo stato di salute. La procedura era sempre la stessa: entravo da porta Sant'Anna, in macchina attraversavo tutto il Vaticano, dal cortile del Belvedere a quello di San Damaso, fino al cortile più interno dedicato a Sisto IV. Da qui, dopo essermi qualificato con le guardie della gendarmeria, salivo su un ascensore che mi portava direttamente al quarto piano, dove sono le stanze dei segretari. Una di quelle volte, dopo aver seguito la solita trafila, mi accorsi che la spia dell'ascensore, invece di segnare il quarto piano, si accendeva al terzo. Pensai che, essendo migliorate le sue condizioni, il monsignore mi stesse aspettando in un posto diverso. Ma, quando le porte dell'ascensore si aprirono, davanti a me trovai il Papa; confesso che in quel momento ebbi un attimo di totale confusione, non sapevo come salutarlo, cosa dire. Ma Lui mi trasse subito dall'imbarazzo scusandosi per avermi fermato senza preavviso, e poi mi chiese notizie del paziente; volle sapere come stava, quando sarebbe tornato al lavoro, se pensavo che avrebbe potuto portarlo con sé nel viaggio imminente alle isole Fiji. Poi dopo aver parlato di altre cose, che terrò per me, mi riaccompagnò all'ascensore e potei salire dal suo segretario. Confesso che rimasi pervaso da una forte emozione per tutto il giorno.

Un altro momento che ricordo con una grande commozione fu la notte prima che Giovanni Paolo II morisse. Era il venerdì 1° aprile del 2005. Quella sera tornai a casa tardi dal lavoro. Ma mentre attraversavo Roma sentii un bisogno fortissimo di recarmi in piazza San Pietro perché sapevo che il Papa era ormai in fin di vita. Quando lo dissi a casa, nessuno volle seguirmi e andai da solo. Lasciata la macchina vicino a Castel Sant'Angelo, mi avviai a piedi verso la grande piazza. A mano a mano che mi avvicinavo, mi rendevo conto che la piazza, quasi al buio, con un'illuminazione discreta, era piena di gente; quello che colpiva era il silenzio, l'atmosfera di rispetto, come se ognuno temesse di disturbare. I fedeli erano raccolti in gruppi: alcuni stavano in silenzio, altri pregavano sottovoce, altri cantavano a voce bassa, molti avevano acceso dei lumini che rendevano ancor di più il senso di commosso raccoglimento, tutti erano rivolti verso la luce che illuminava la finestra della stanza del Papa, a indicare che lì si vegliava. E le persone sentivano che anche loro, da lontano, con la loro preghiera, erano partecipi di quella triste veglia al capezzale del grande Papa morente. Mi aggirai per la piazza per molte ore, andando da un capo all'altro, dalla basilica alle fontane, partecipando dell'attività dei tanti gruppi di persone, pregando con loro, cantando con loro. Tornai a casa a notte inoltrata, confuso e commosso. Dopo molti anni seppi da Carla che anche lei quella notte si aggirava da sola in piazza San Pietro; strano destino di due persone che inconsciamente si cercavano e che ancora non sapevano che solo dopo pochi mesi si sarebbero trovate. Dopo nove anni da quel giorno, Carla e io ci siamo trovati di nuovo, nella stessa piazza, ancora una volta per il nostro Papa, ma questa volta insieme e da sposati. Anche per questo, papa Giovanni Paolo II è per noi molto importante.

Un altro momento che ricordo con emozione avvenne qualche anno fa; era l'inizio del 2012 quando ricevetti una telefonata da un monsignore polacco, Slawomir Oder, il quale chiedeva di potermi incontrare per qualcosa che riguardava il mio ruolo nell'ambito della Consulta medica della Congregazione per le cause dei santi. Quando ci incontrammo, mi disse che voleva chiedermi una valutazione su un presunto miracolo per una causa di santificazione di cui lui era il «postulatore». Negli ultimi anni mi era capitato molte volte di dovere analizzare dei voluminosi dossier relativi a presunti miracoli, ma questa volta quello che avevo in mano era un dossier molto particolare: la presunta miracolata era una donna di 47 anni del Costa Rica, Floribeth Mora Diaz, mentre l'autore del miracolo era papa Wojtyla! Ancora una volta ero scosso da questo Papa, ma questa volta sentivo che la responsabilità che mi assumevo era incredibilmente grande. Devo confessare che in un certo senso mi sentii sopraffatto dal compito che mi si chiedeva. Da una mia valutazione si sarebbero potute mettere le premesse per il riconoscimento del miracolo e quindi per la canonizzazione di papa Wojtyla. Si trattava di un atto di grande responsabilità per le conseguenze che avrebbe potuto avere.

Preso il grosso volume che monsignor Oder mi lasciò, capii che si sarebbe trattato di un lavoro impegnativo. Come sempre, quando mi accingevo ad analizzare un presunto miracolo, ero colpito dalla grande mole di documenti e di testimonianze che riempivano il grosso libro, e dalla serietà con cui era affrontato il processo canonico. Non iniziai subito l'analisi dei documenti; lasciai il grosso libro sulla scrivania come se volessi prima far sedimentare l'emozione e il senso di responsabilità. Dopo qualche settimana cominciai a leggere la storia di Floribeth. Tutto era cominciato il giorno 8 aprile del 2011 con la comparsa improvvisa di una cefalea violenta associata a vomito. Gli esami effettuati nell'ospedale della sua città evidenziarono un'emorragia subaracnoidea, cioè uno spandimento di sangue dovuto alla rottura di un aneurisma cerebrale, in particolare di una dilatazione fusiforme di uno dei rami di biforcazione dell'arteria cerebrale media di destra. Noi medici sappiamo che in questi casi bisogna subito cercare di eliminare la malformazione vascolare per evitare il verificarsi di una seconda emorragia dalle possibili conseguenze fatali. Purtroppo, data la complessità dell'aneurisma, non vi era nessun neurochirurgo in Costa Rica in grado di operare la paziente.

Il resto della storia lo racconta la stessa paziente in un'intervista raccolta da Gian Guido Vecchi e pubblicata sul «Corriere della Sera» il 25 aprile del 2014: «Le dicono di tornare a casa. Mancano pochi giorni alla beatificazione di Giovanni Paolo II, il primo pontefice arrivato in Costa Rica nell'83, il primo che Floribeth avesse visto. *Avevo 19 anni; quando mi passò davanti sentii che irradiava santità.* La cerimonia di beatificazione è il

1° maggio, nel suo Paese è notte fonda, la signora non può andare come gli altri a seguire la messa sul maxischermo dello stadio San José. Però resta sveglia davanti alla televisione. Accanto a lei il marito, e prega guardando l'immagine di Wojtyla. A un certo punto si addormenta. *L'ultima cosa che ricordo è Benedetto XVI che reggeva la reliquia di Giovanni Paolo II»*.

Quando, mesi dopo, Floribeth si sottopose a nuovi controlli, i medici, con stupore, si resero conto che l'aneurisma era scomparso.

La storia appariva molto intrigante. L'aneurisma fusiforme da cui era affetta la paziente aveva un'alta probabilità di andare incontro a un secondo sanguinamento dagli effetti neurologici molto gravi, oppure di evolvere verso una trombosi che avrebbe coinvolto anche il vaso portante, con conseguenze deleterie per il determinarsi di una mancanza di apporto di sangue in una zona importante del suo cervello. Tuttavia, stranamente, nel corso del suo follow-up dalla dimissione all'effettuazione dei controlli, la paziente non presentò nessuna sintomatologia clinica che potesse essere indicativa di una nuova emorragia o di una trombosi di un vaso cerebrale; anzi, un controllo neurologico effettuato nell'ottobre del 2012 evidenziò l'assenza di qualunque deficit neurologico in atto.

Il dossier che avevo tra le mani comprendeva già una valutazione di un altro neurochirurgo il quale era giunto alla conclusione che gli elementi documentali da lui esaminati fossero tali da evidenziare una completa guarigione, con scomparsa dell'aneurisma, e che questo fatto non era spiegabile scientificamente. L'analisi della documentazione, tuttavia, pur essendo molto suggestiva di una guarigione inspiegabile, non mi convinceva, non mi sembrava completa per poter giungere alle conclusioni della guarigione «miracolosa». Mi sembrava che gli esami effettuati in Costa Rica non fossero di qualità tale da dare certezze ma solamente suggestioni.

Su tali basi, di fronte a una situazione di dubbio, proposi a monsignor Oder di far venire a Roma Floribeth per sottoporla nuovamente a degli accertamenti più approfonditi.

Floribeth Mora Diaz venne a Roma. L'angiografia selettiva che eseguimmo il 17 ottobre 2012 confermò l'assenza di formazioni aneurismatiche ed evidenziò la regolare e completa visualizzazione di tutta l'arteria cerebrale media e dei suoi rami di divisione. Nella successiva combinazione di RM e angio-RM, furono specificamente ricercati da Cesare Colosimo, uno dei medici più seri che abbia conosciuto e uno dei miei amici più cari, i segni di una possibile trombosi dell'aneurisma e del vaso coinvolto, senza che si riuscisse a individuare né un ramo «troncato» né un trombo in corrispondenza della pregressa sede dell'aneurisma fusiforme. In pratica, l'arteria che prima era sede della dilatazione fusiforme era tornata perfettamente normale, l'aneurisma era scomparso e i rami arteriosi erano tutti riconoscibili.

A quel punto, secondo scienza e coscienza, sulla base di uno studio che adesso ritenevo completo e corretto, potei concludere che nel caso clinico di Floribeth Mora Diaz vi era evidenza di una «inspiegabilità scientifica e biologica» della completa guarigione clinica e, soprattutto, della risoluzione spontanea dell'aneurisma.

Dopo qualche mese, in Vaticano, la Consulta medica comprendente, oltre me, altri sei qualificati esperti, confermò all'unanimità l'«inspiegabilità scientifica» della guarigione di Floribeth ponendo in modo definitivo le premesse al riconoscimento del miracolo e al processo di canonizzazione di Giovanni Paolo II. La conclusione a cui giunse la Consulta sulla base della mia relazione scientifica mi riempì di gioia; ma, dentro di me, ero profondamente convinto che per questo Papa non fosse poi così importante definire un miracolo perché già la sua vita aveva attestato che Karol Wojtyla santo lo era già.

Quando quella mattina del 27 aprile Carla e io giungemmo in piazza San Pietro, pienissima di pellegrini, non potemmo non pensare che, senza quegli ulteriori accertamenti che ci permisero di approfondire la storia di Floribeth, tutto quello che stava succedendo quella mattina, un milione di pellegrini a Roma, una città bloccata, una giornata di grande festa per la Chiesa diventata il centro del mondo, forse non ci sarebbe stato, o perlomeno non ci sarebbe stato in quel giorno.

Un altro episodio della mia vita lega insieme il nome di Giovanni Paolo II e di Benedetto XVI. Negli ultimi anni di attività presso la mia università, ho rivestito il ruolo di presidente della commissione della ricerca del nostro ateneo. Era un ruolo impegnativo per la quantità di lavoro che richiedeva, ma lo svolgevo con molto entusiasmo per la rilevanza da me sempre data alla ricerca.

Tra le varie iniziative che furono prese ci fu, su mia proposta, quella di dedicare una giornata della vita del nostro ateneo alla ricerca, di istituire cioè la «Giornata della Ricerca». Le motivazioni per quest'iniziativa erano tante, da quella di far conoscere al mondo esterno e agli stessi ricercatori della facoltà gli studi che da noi venivano svolti, a quella di cercare finanziatori per le ricerche stesse, a quella di far capire agli studenti l'importanza della ricerca in una facoltà di Medicina. Ma il motivo concreto per cui pensai di realizzare quest'evento era legato al momento particolare che il Gemelli aveva vissuto nell'estate del 2011, con problematiche legate all'infezione da Tbc nel reparto di pediatria, cosa che aveva incrinato l'immagine dell'ospedale di fronte all'opinione pubblica. Il mio intendimento era quello di far conoscere al mondo esterno l'impegno scientifico e umano che caratterizzava il nostro modo di essere medici e ricercatori cattolici, per trasmettere e rafforzare quel messaggio di eccellenza e di serietà professionale di cui la nostra Istituzione aveva sempre goduto.

La Giornata della Ricerca avrebbe avuto una prima parte, che chiamammo «Una vita per la ricerca, la ricerca per la vita», dedicata alla presentazione delle più importanti ricerche realizzate in facoltà nel corso dei 50 anni della sua storia. Successivamente avevamo previsto un premio da dare a un'istituzione che avesse contribuito al progresso della scienza, che chiamammo Premio Giovanni Paolo II, e una Gemelli Lecture. Mentre non fu difficile trovare a chi dare il premio, e quel primo anno fu premiata Telethon nella persona di Luca Cordero di Montezemolo, per la Gemelli Lecture ci trovammo in grosse difficoltà. Trattandosi della prima volta, volevamo un personaggio importante, almeno un Premio Nobel. Riflettendo con Carla, ricordo che era una bellissima serata autunnale e ci trovavamo seduti al bar del Circolo del Tiro al Volo in attesa di nostri amici, all'improvviso le dissi: «Ma se invitassimo il Papa?». L'idea sembrava completamente assurda perché le procedure per inoltrare l'invito per le vie ufficiali sarebbero state lunghissime; inoltre Benedetto XVI era già venuto da noi in occasione dell'inaugurazione dell'anno accademico del 2006 e una seconda visita appariva estremamente difficile. Ma bisognava per lo meno provarci, anche se non attraverso la Segreteria di Stato. Sapevo che dopo pochi giorni il Santo Padre avrebbe compiuto un viaggio pastorale in Germania. Chiamai il professor Polisca, mio amico e medico del Papa, e gli chiesi se, in via del tutto confidenziale, trovandosi anche lui sull'aereo del Papa per quell'occasione, potesse chiedere a monsignor Georg Gänswein, segretario di Benedetto XVI, se un eventuale invito a parlare di Fede e Scienza in occasione della nostra iniziativa avrebbe potuto essere gradito al Santo Padre. Dopo pochi giorni giunse la risposta: «Il Santo Padre dà la Sua disponibilità e ha fissato la data del 3 maggio. Aspetta una lettera ufficiale di invito da parte del rettore». A quel punto parlai della mia iniziativa al professor Ornaghi, Magnifico Rettore della mia università, e la notizia della visita del Papa divenne ufficiale.

Quel 3 maggio del 2012 fu veramente una festa per la nostra facoltà. Tuttavia, mie vicende personali non mi permisero di essere vicino al Santo Padre, anche se solamente a me se ne doveva la venuta. In quella circostanza, ebbi una dimostrazione di grande solidarietà e di grande affetto dal cardinale vicario SE Agostino Vallini e da un'altra persona veramente speciale, oggi purtroppo scomparsa, monsignor Sergio Lanza, direttore del Centro Pastorale della nostra facoltà.

Nei due anni successivi, 2013 e 2014, ho organizzato altre due edizioni della Giornata della Ricerca. L'ultima in particolare, che ha coinciso con il mio ultimo anno all'università, è stata piena di giovani e, alla fine, di commozione.

P.S. Raccontando la storia di Floribeth ritengo di non aver tradito alcun obbligo di riservatezza nei confronti della Congregazione delle cause dei santi perché i fatti da me narrati sono stati interamente riportati dal vaticanista Andrea Tornielli nel suo libro *L'ultimo miracolo. Perché Giovanni Paolo II è santo*.

8

Scienza

«Vedi? Ecco perché gli scienziati perseverano nelle loro ricerche, perché noi lottiamo così disperatamente per ogni minuscolo frammento di conoscenza, stiamo svegli la notte cercando la risposta a un problema e scaliamo le cime più impervie per raggiungere il frammento successivo: per arrivare finalmente a quell'attimo di gioia in cui si prova l'emozione della scoperta, che è parte del piacere di scoprire.»

Richard P. Feynman, *Il piacere di scoprire*

Studiare il mondo, e capire le sue leggi, è la cosa più entusiasmante che possa capitarci. Ho ripreso in mano un libro di astronomia e leggendolo ho capito quanto sia bello cercare di capire la realtà in cui viviamo, apprendere le leggi che regolano i moti dei pianeti o saper dare il nome a una costellazione. E ho capito che la cultura rende più bella la vita, la arricchisce di esperienze che mancano a chi non l'ha, dà la capacità di saper vedere oltre l'apparenza delle cose.

Guardare il cielo con gli occhi di chi vuol capire non toglie poesia a una notte d'estate, ma permette di guardare un'alba o un tramonto o le stelle o la luna argentata, con occhi ancora più incantati. Quando guardo una fase lunare, immediatamente cerco di immaginare dove si trovi il sole e come i tre corpi celesti, la terra, la luna e il sole, si stiano inseguendo nell'universo, e questo mi fa sentire minuscolo ma anche parte di un'immensità cosmica che mi inebria. Guardare il sole che tramonta non appaga solamente il mio lato romantico, ma mi fa vedere la terra, immensa, che ruotando su se stessa sta per perdere la visione del sole; e vedo me stesso viaggiatore in questo immenso pianeta che vaga per il cielo seguendo istruzioni date in un momento immensamente lontano da noi, da qualcuno che la nostra ragione non sa afferrare. Non semplice spettatore di uno spettacolo emozionante, ma parte di questa straordinaria avventura che l'umanità vive giorno dopo giorno.

Sono felice di avere fatto l'uomo di scienza, di aver provato l'emozione della scoperta, la sensazione improvvisa di avere afferrato un'idea nuova e meravigliosa, di essere riuscito a guardare una piccola parte della realtà che ci circonda con occhi nuovi, di avere visto cambiare il modo di curare una malattia.

Il progresso della scienza è come il corso di un fiume che scorre placido e, senza che la gente se ne accorga, porta al mare tanta acqua. Senza strepito, da un anno all'altro, le tecnologie cambiano, si scoprono nuovi protocolli di cura, ci sono nuovi farmaci, il progresso della medicina avanza. Ogni tanto, all'improvviso, il corso regolare delle acque è sconvolto da una cascata, si percepisce uno strepito, un'accelerazione improvvisa: sono le notizie che arrivano ai giornali, che il pubblico percepisce, che segnalano una nuova scoperta, o la promessa di una nuova cura. Qualche volta il corso della scienza si impantana e non riesce più a trovare il filo dello scorrere; qualche altra volta trova un blocco in una diga fatta di preconcetti, idee sbagliate, incomprensioni. Ma il fiume, come è nella natura delle cose, riprende sempre il suo corso per portare il suo contributo al mare. Come se il nostro intelletto dovesse, necessariamente e ineluttabilmente, andare avanti nella sua opera di scoperta delle leggi della natura.

Richard P. Feynman, Nobel per la Fisica nel 1965, ha definito la scienza «la più grande avventura dei nostri tempi». Effettivamente, la velocità della progressione delle scoperte della scienza negli ultimi anni è stata strabiliante, soprattutto se la paragoniamo a quando l'avanzamento delle conoscenze avveniva molto più lentamente. Platone, seguendo la sua educazione pitagorica, immaginò che le stelle si muovessero in circoli perfetti in un universo perfettamente sferico. Ci vollero tanti secoli prima che Copernico, pur affascinato dall'*Almagesto* di Tolomeo, affermasse che il sole non la terra fosse il centro dell'universo, e che Galileo, ancora un secolo dopo, lo confermasse e, per la prima volta, con un cannocchiale, sollevasse gli occhi verso il cielo.

In questa corsa sempre più veloce della scienza, che negli ultimi decenni ha segnato il passaggio dal non sapere quasi nulla della realtà in cui viviamo a una conoscenza neppur lontanamente immaginabile in passato, alcuni fatti straordinari si fissano nella memoria per la loro eccezionalità e diventano pietre miliari nell'evoluzione del mondo. Nei primi anni del Novecento iniziarono gli studi moderni sul cervello, quando personaggi straordinari, come lo spagnolo Ramón y Cajal, l'italiano Camillo Golgi e l'inglese Charles Sherrington, capirono il funzionamento dei neuroni cerebrali, meritando il Premio Nobel. I disegni con cui Ramón y Cajal illustrava la bellezza dei neuroni, da lui amorevolmente chiamati «le farfalle dell'anima», rimangono una pietra miliare nella comprensione dell'organizzazione del cervello. Nel 1948, l'invenzione del transistor rese enormemente più potenti i primi computer, inaugurando l'era dell'elettronica e ponendo le premesse alla rivoluzione dell'informatica che avrebbe sconvolto anche la scienza e la medicina. Cinque anni dopo, nel 1953, Francis Crick e James Watson, annunciando in un breve articolo su «Nature» la scoperta della struttura del DNA, avviarono il mondo alla conoscenza dei misteri del codice genetico; a quel punto emerse l'importanza dei geni, delle istruzioni biologiche necessarie per vivere, che ciascuno di noi porta all'interno delle sue cellule, di cui, per millenni, l'uomo non aveva nemmeno sospettato l'esistenza. Nel 1961 la prima orbita di Yuri Gagarin intorno alla terra diede inizio alla competizione spaziale tra USA e URSS, conclusasi otto anni più tardi col primo sbarco dell'uomo sulla luna, e determinò un'accelerazione senza precedenti nell'evoluzione delle tecnologie, con ricadute importanti in tanti aspetti della nostra vita. Nel campo della medicina, la seconda metà del XX secolo ha visto una serie ininterrotta di progressi in tante discipline rappresentando forse la più straordinaria delle imprese scientifiche di tutti i tempi e un successo senza precedenti della scienza e della tecnica. Basti pensare alla risonanza magnetica, la cui scoperta ha cambiato la nostra capacità di studiare il corpo umano e le malattie che lo colpiscono e che è stata premiata con il Nobel per la Medicina e Fisiologia nel 2003.

La ricerca è stata parte integrante anche della mia vita, da sempre vissuta con il profondo convincimento che essa fosse fondamentale per comprendere meglio le meraviglie del nostro cervello e la grande complessità delle malattie che lo colpiscono, che la ricerca dovesse essere alla base del mio modo di essere neurochirurgo.

Certamente, dagli inizi della mia attività, parecchi anni fa, il mondo della ricerca è cambiato molto.

Ricordo che, agli inizi degli anni Settanta, per cercare di capire alcuni fatti che osservavamo in pazienti affetti da una particolare forma di demenza, decidemmo di studiare la pressione intracranica nelle diverse fasi del sonno, e in particolare nella fase REM. La fase REM corrisponde a quei momenti del sonno in cui si sogna e in cui si possono registrare dei movimenti oculari rapidi (Rapid Eyes Movement, REM), mentre l'elettroencefalogramma del paziente apparentemente si «risveglia». In quegli anni la ricerca si faceva, per così dire, «in casa»; bastavano soltanto un'idea originale, tanta buona volontà e una notevole capacità di osservazione dei fenomeni. La ricerca di cui parlo non richiese nessun finanziamento, eppure fu importante per capire la causa di alcune malattie, e i pazienti che dall'applicazione clinica di queste osservazioni hanno ottenuto un significativo miglioramento della loro qualità di vita sono stati moltissimi.

Oggi non esistono più ricerche come quella di cui ho parlato. La complessità delle conoscenze attuali richiede approfondimenti che superano la semplice osservazione di un fenomeno. L'ultimo progetto di ricerca che ho coordinato ha studiato il ruolo delle cellule staminali nello sviluppo dei tumori cerebrali. Ha richiesto la collaborazione di molti gruppi di ricerca con competenze diverse e lo studio di fenomeni complessi che coinvolgono la genetica e la biologia cellulare. Ha necessitato, per essere realizzata, di tecnologie che hanno richiesto grossi finanziamenti; dal MIUR, per realizzare questo progetto di ricerca, abbiamo ricevuto oltre 2 milioni di euro.

Charles Sherrington, considerato il padre della neurologia sperimentale, imparò da Socrate che una risposta può essere buona solo se la domanda è buona. Scrisse: «La ricerca è essenzialmente una conversazione con la natura e, come ogni buona conversazione, una buona ricerca richiede una buona domanda». Nella ricerca, la bontà del progetto è alla base dei buoni risultati; e alla base di un buon progetto in medicina deve esserci, da parte del medico-ricercatore, la capacità di cogliere una problematica medica importante che possa portare la ricerca alla soluzione di un problema terapeutico oggi irrisolto.

Tra le caratteristiche di uno scienziato, oltre all'onestà intellettuale, che è alla base di ogni ricerca, devono esserci la capacità di sapere osservare la realtà che lo circonda e una buona dose di fantasia. Immaginare qualcosa, cui nessuno ha mai pensato, ma che, sulla base di quanto già si conosce, permette di progredire nella conoscenza, non può accadere senza una mente aperta all'immaginazione. Molte scoperte sono avvenute apparentemente per caso, ma senza la capacità di persone straordinarie, attente a osservare i fenomeni, non si sarebbero realizzate; molte altre, invece, sono nate grazie alla capacità unica di immaginare, prima, nella mente come un dato fenomeno potesse accadere; perché un grande scienziato deve essere anche un po' visionario. Altre caratteristiche della conoscenza scientifica sono l'incertezza e la disponibilità ad ammettere l'ignoranza. Socrate, in un passo del *Fedone* di Platone dice una frase che sarà poi il principio ispiratore di tutti gli uomini di scienza: «Non sono sicuro». Perché è importante che gli scienziati convivano con il dubbio e con l'incertezza. Il dubbio, il convincimento che la perfezione non potrà mai essere raggiunta, spingono a cercare nuove idee, a essere sempre cauti nella valutazione dei risultati scientifici. Nel 1987 Rita Levi Montalcini scrisse tutto un libro, una sua autobiografia scientifica, dedicato proprio a questo, *L'elogio dell'imperfezione*. Se non si avessero dubbi, se non sapessimo che la perfezione non la raggiungeremo mai, non saremmo spinti a cercare idee nuove. Dalla consapevolezza del fatto che conosciamo ancora poco dell'universo che ci circonda, e che anche quel poco che conosciamo può essere erroneo, nasce lo stimolo continuo a cercare nuove conoscenze. Quest'atto di umiltà è alla base del progresso scientifico.

La scienza non propone verità assolute, ma ciò che propone è sempre più valido di qualunque affermazione alternativa in quanto risultato di un percorso rigoroso in cui il controllo della riproducibilità del dato e il confronto nell'ambito della comunità scientifica permettono una verifica costante e un perfezionamento continui. La scienza ci dà, sulla realtà che ci circonda, le migliori risposte possibili con le conoscenze di oggi, non le risposte definitive. E proprio questo cambiamento continuo, questa ricerca perenne, rendono la scienza il modo più affidabile di raggiungere una conoscenza. Alla ricerca, purtroppo, non è applicabile quanto Shakespeare scriveva ne *La dodicesima notte*: «Tutto in verità combacia alla perfezione; non c'è un'ombra, né l'ombra di un'ombra, né un ostacolo e neppure circostanza alcuna che lasci dubbi o incertezze».

Quando parliamo di scienza in medicina, ne vediamo subito le applicazioni a favore di una migliore comprensione della biologia o di una migliore cura per le nostre malattie. Ma nella scienza le applicazioni non sono tutto. Qualche volta può non vedersi l'applicazione di uno studio scientifico, eppure il progetto che c'è dietro è interessante. È interessante sapere com'è fatto l'universo, o qual è la sua età. Forse quando si scoprì il telescopio non se ne capirono subito le applicazioni che avrebbe avuto dopo, ma chi lo immaginò, anche se inconsciamente, ne capì l'importanza. Qualche volta la scienza non lavora per uno scopo, qualche volta lavora per il dopo ma in quel momento gli scienziati non lo sanno. Spesso, nel corso dei secoli, molti studi hanno solamente risposto al grande bisogno di soddisfare la curiosità dell'uomo. Tuttavia, anche il semplice progredire delle conoscenze rappresenta comunque un progresso della società.

La mia formazione medica e scientifica si è realizzata nelle corsie e nei laboratori dell'Università Cattolica. Questo, unito agli insegnamenti ricevuti negli anni giovanili, ha fatto sì che io mi sia sempre sentito medico e ricercatore cattolico, sostenitore del fatto che l'attività di un ricercatore debba essere sempre improntata al rispetto della persona, in tutte le sue manifestazioni umane, con la forte consapevolezza che anche un cattolico può e deve contribuire al progresso della scienza.

Una domanda che viene spesso fatta a un cattolico è relativa alla conciliabilità tra le posizioni di un credente e quelle di uno scienziato. Personalmente, da credente e uomo di scienza, non trovo inconciliabili le due realtà: si può fare ottima scienza senza venir meno ai propri principi. In tutte le espressioni della nostra vita dobbiamo sempre interrogarci su cosa sia giusto e su cosa non lo sia, con onestà intellettuale e capacità di ascolto nei confronti delle ragioni della scienza e della propria coscienza, perché non basta che una cosa sia fattibile o scopribile o realizzabile perché sia buona; dobbiamo comportarci, sentire, agire e pensare, così come siamo fatti, nella nostra integrità di uomini. Eppure ci sono scienziati che lavorano per inventare droghe che uccideranno migliaia di giovani, o pestilenze e veleni da utilizzare nelle prossime guerre. La scienza non distingue direttamente il bene e il male, è compito dello scienziato usarne le leggi con discernimento, secondo la propria coscienza, e porsi sempre il problema di cosa significherà per il futuro dell'umanità quello che lui sta facendo.

Dice una massima buddista: «A ogni uomo viene data la chiave del paradiso, ma la stessa chiave apre anche le porte dell'inferno». Anche all'uomo di scienza viene data una chiave per aprire la porta della conoscenza, ma dobbiamo usare i nostri principi per trovare il modo giusto di usarla perché ci porti in paradiso. Il legame tra scienza e valori etici deve essere molto forte, soprattutto se gli scopi della scienza sono perseguiti nel rispetto del mondo in cui viviamo.

Da uomo che si occupa di scienza, non riesco a comprendere pienamente l'atteggiamento agnostico degli scienziati. Quando sento dire, o leggo, «credo solamente a ciò che la scienza mi fa vedere!», penso che l'osservazione della complessità del mondo che ci circonda, l'esperienza quotidiana della limitatezza delle nostre facoltà di analisi rispetto all'enormità delle problematiche che lo studio dei fenomeni naturali ci mostra, non possano non far pensare all'esistenza di una realtà che trascende quella in cui viviamo, non possano far ritenere possibile che tutto ciò sia dovuto al caso. D'altra parte, la continua vicinanza con le sofferenze umane non può non farmi pensare che debba esserci una motivazione per la nostra esistenza che vada oltre il rapido, e spesso doloroso, passaggio in questo mondo. Credere non toglie lo stimolo a conoscere sempre meglio la realtà in cui viviamo, credere non toglie l'anelito al ricercare continuo, al voler guardare oltre, consapevoli del fatto che mai nessuno di noi avrà accesso alla conoscenza completa. Guardare la maestosità di un cielo stellato, oltre a farci riflettere su quanti altri mondi ancora inesplorati esistano, suscita anche una riflessione sulla limitatezza della nostra esistenza e domande alle quali mai la scienza riuscirà a dare risposte. Più scopriamo e più restiamo stupiti della complessità e bellezza del nostro mondo e più ci impressioniamo per la complessità della natura.

Da un punto di vista prettamente scientifico non posso non riflettere sul fatto che la realtà da noi conosciuta non è altro che il risultato di ciò che i nostri sensi, per come funzionano, ci permettono di percepire, e di ciò che il nostro cervello, per come è fatto, ci permette di capire; mi fa riflettere sul fatto che ciò che noi riusciamo a percepire e ciò che le nostre pur sofisticate tecnologie ci permettono di analizzare è solamente una minima parte, probabilmente vista in modo distorto, di ciò che realmente esiste. Il nostro modo di concepire il mondo, e la realtà che lo costituisce, è influenzato dalla nostra conoscenza delle cose ed essendo questa sempre molto limitata anche quello sarà sempre imperfetto.

Ho sentito dire a Rubia, durante un'intervista radiofonica: «Quando si va dentro le cose non si può non restare meravigliati davanti alla complessità della natura. Non si può pensare che tutto sia legato al caso». E diceva Pascal: «L'ultimo passo della ragione è riconoscere che ci sono infinite cose che la sorpassano».

Un aspetto di conoscenza su cui la scienza riflette da tempo, e che rappresenta un forte limite alla nostra capacità di comprendere la realtà, è il fatto che, nello studio del cervello, il soggetto e l'oggetto dello studio coincidano.

Pur possedendo tecnologie che ci permettono di entrare nei meccanismi più complessi del cervello, come si formi la coscienza, da dove venga il senso del bello, come la coscienza rifletta su se stessa, quali siano i meccanismi alla base dell'espressione della mente, sono domande per le quali non possediamo risposte. In che modo ciò che chiamiamo spirito possa essere il risultato dei pur complessi meccanismi elettrochimici di un insieme di cellule cerebrali, forse non lo capiremo mai. Ma capire la limitatezza delle nostre conoscenze deve costituire uno stimolo continuo a portare avanti il nostro pensiero e a fare di ogni nuova scoperta, dalla più semplice alla più complessa, un entusiasmante passo ulteriore verso il progresso del genere umano. Non capire perché un incontro tra milioni o miliardi di sinapsi faccia sì che il nostro cuore si emozioni nell'ascoltare Mozart o Bach non rende meno bella l'esperienza dell'ascolto.

Certamente, non tutto ciò che non capiamo sarà chiarito dalla scienza, ma la conoscenza dei meccanismi alla base della nostra vita può aumentare, per quel che è possibile, solo usando metodologie scientifiche.

Rimarranno, tuttavia, domande alle quali forse la scienza non riuscirà mai a dare risposte: l'esistenza dell'uomo è destinata a esaurirsi con la morte, o possediamo un'anima immortale? Perché soffriamo? La vita ha un senso, magari un destino, o è un inutile agitarsi per nulla? Siamo liberi di scegliere, o tutto è già scritto da qualche parte? Che cos'è il bene? Da dove vengono le idee? Esiste Dio? Alcune di queste domande, forse, potranno ricevere una risposta parziale dalla scienza, per altre saranno i filosofi che con l'aiuto della ragione ne indagheranno la risposta, ma solo chi ha la fortuna di una fede religiosa, pur costellata di domande, come Tommaso che ha bisogno di toccare con il dito o come Giobbe che sente il bisogno di lanciare interrogativi a Dio, potrà aprire uno spiraglio alla comprensione di quelle verità per le quali la scienza e le ragioni della mente si dichiareranno impotenti.

Il nostro cervello ha grandi potenzialità di memoria, apprendimento e creatività. Ma nessuno sa con precisione se quei miliardi di neuroni che abbiamo vengano utilizzati al massimo delle loro potenzialità per apprendere dati e creare reti neuronali efficienti. A paragone di un calcolatore, il nostro cervello è in apparenza debolissimo, ma allo stesso tempo capace di prestazioni straordinarie: un calcolatore può ricordare decine di migliaia di numeri e ridarli in qualsiasi ordine, ma a ciascuno di noi basterà un'occhiata per riconoscere la faccia di una persona, anche se i molti anni passati dall'ultimo incontro ne hanno cambiati i tratti. Malgrado ciò, del nostro cervello sappiamo ancora poco. Come scrive Michael J. Gelb: «Il nostro cervello è il sistema di apprendimento e di risoluzione di problemi più potente del mondo, eppure la maggior parte di noi conosce il funzionamento della propria auto meglio di quello del proprio cervello. Naturalmente le automobili hanno un libretto di istruzioni mentre i cervelli non ne sono provvisti». Abbiamo imparato, tuttavia, che il nostro cervello va attivato con l'esercizio mentale continuo, come un muscolo particolare. Più lo lasciamo tranquillo, meno si sviluppa. Il nostro cervello è curioso, e ogni esperienza lo modifica, creando nuove connessioni, stabilendo reti tra i neuroni, in modo che quell'esperienza vada fissata nei ricordi e cambi la nostra conoscenza delle cose. Il cervello di ciascuno di noi può essere potenziato da noi stessi, migliorando coscientemente le nostre funzioni intellettive. Scrive Oliver Sacks: «La creatività è il modo di saper utilizzare la plasticità del cervello per rispondere alla complessità degli eventi, mettendo in funzione le molteplici e articolate funzioni intellettive di cui ciascuno di noi è geneticamente dotato». Sappiamo che una parte del nostro cervello, quella che permette le funzioni più comuni a ogni uomo, è programmata dal nostro corredo genetico, ma una buona parte è influenzata primariamente dagli eventi della vita di ciascuno di noi. Ciò permetterà la creazione di connessioni neuronali particolari e casuali, contribuendo così a fare di ognuno di noi una persona unica e senza uguali, con un cervello in cui qualcuna di quel milione di miliardi di connessioni si modificherà tutte le volte che un'esperienza importante colpirà la nostra emotività e susciterà il nostro interesse.

Devo la mia passione per la scienza all'insegnamento ricevuto da chi mi ha preceduto; allo stesso modo, spero di essere stato capace di trasmettere ai miei allievi quella continuità culturale che è parte integrante del compito di un docente universitario. Tutti noi che formiamo i giovani che da noi vengono per imparare abbiamo il dovere di lavorare per il loro futuro. Il futuro di chi ci seguirà dipenderà dal rigore con cui abbiamo affrontato il nostro modo di essere maestri e da come saremo riusciti a trasmettere, oltre alla passione per il nostro meraviglioso lavoro, un forte interesse verso la scienza e la ricerca. È importante che gli studenti e i giovani specializzandi capiscano che la qualità con cui in futuro svolgeranno la loro funzione di medici dipenderà direttamente dai risultati che si raggiungeranno nei laboratori di ricerca, e che contribuire all'evoluzione delle conoscenze mediche e, attraverso queste, dare una speranza di una vita migliore a chi soffre ripaga di tutte le fatiche e di tutti i sacrifici necessari.

9

Etica, sofferenza

«Vaghe stelle dell'Orsa, io non credea / tornare ancor per uso a contemplarvi /...»
Giacomo Leopardi, *Le ricordanze*

Voglio cominciare questo capitolo riportando alcuni passaggi di un libro, per tanti versi inatteso, di Vittorio Sgarbi (*Il bene e il bello. La fragile condizione umana*):

> Nell'ospedale spesso si perde la dimensione umana. Vi si perdono gli affetti, i sentimenti, la stessa possibilità di essere. È la cosa più importante, la dimensione umana. Talvolta la malattia del corpo si inasprisce perché quella che si chiama anima non è stata sottoposta ad una cura adeguata.
>
> Il tema della qualità dell'assistenza è un tema sociale, civile. È la risposta della società a un bisogno individuale urgente, improvviso, come è la malattia. Concezione «manzoniana» della sanità pubblica incentrata sulla nozione della solidarietà, che comporta l'idea della sacralità del malato. Egli, come persona, è più im-

portante dell'individuo sano, perché la persona sana può difendersi da sola, mentre il malato ha bisogno di assistenza: «Non schernire un uomo che è nella mano di Dio».
Non si deve dimenticare la sfera affettiva (e quindi quella spirituale), cosicché il malato possa sentire l'umana dolcezza dell'assistenza, che è profondamente diversa dalla tecnica della cura, ma che può condizionare il risultato della cura... Il nostro essere cristiani ci pone in una condizione di vantaggio perché teniamo conto della forza di questa adesione umana, di questa intensa rete di solidarietà.

Questi brani possono essere un'introduzione a un discorso sulla sofferenza e sull'etica, aspetti importantissimi della nostra esperienza di medici, per i quali non sempre esistono moduli di comportamento codificati, soprattutto quando questi aspetti del rapporto con il malato comportano scelte che possono condizionarne la stessa sopravvivenza. In Neurochirurgia, per la gravità dei malati e per la complessità delle situazioni cliniche, il confronto con questi problemi fa parte dell'esperienza quotidiana.

Vivere in un reparto di Neurochirurgia mette spesso a dura prova la capacità di sopportare eventi drammatici. Gli episodi da raccontare sarebbero tanti ma oggi è stato un giorno particolarmente pesante iniziato con la morte di due giovani ragazzi, Francesca e Davide. A Francesca si era rotto un aneurisma mentre nuotava in piscina; malgrado l'immediato soccorso, la somma dei danni determinati dall'emorragia e dall'annegamento, con ingestione di acqua nei polmoni, fu tale da farla giungere da noi in coma gravissimo. Dopo pochi giorni il suo elettroencefalogramma divenne piatto e i genitori autorizzarono l'utilizzo dei suoi organi per aiutare altre persone malate.

Con Davide, invece, il mio rapporto non è stato solamente professionale. Io e Carla lo avevamo conosciuto esattamente un anno prima in occasione di un viaggio a Medjugorje. Era il novembre del 2012 e Davide era uno dei componenti del gruppo del pellegrinaggio. Era abbastanza schivo, ma l'intenso rapporto che si stabilì fin da subito tra tutte le persone del gruppo fece sì che dopo poco ci si cominciassero a raccontare le motivazioni per cui ognuno di noi aveva intrapreso *il viaggio*. Davide mi disse di essere andato perché affetto da un brutto tumore alla gamba. Diceva di essere scettico, di non sapere fino a quale punto la sua motivazione fosse sincera e non semplice curiosità, ma secondo me, nel suo intimo, aveva il pudore di rivelare i suoi veri desideri e le sue speranze. Qualche mese dopo mi chiamò perché gli avevano detto che il tumore, partito dai muscoli della gamba, si era esteso anche al cervello. Lo operammo e l'operazione ebbe un buon decorso, ma la malattia andò avanti spietatamente, così come avevo già visto in altri ragazzi della stessa età e con lo stesso male. Nei mesi seguenti il tumore progredì fino a interessare tutta la gamba, senza dargli alcuna possibilità di cura; nello stesso tempo, le cellule diffuse alla testa si infiltrarono nel sottocute invadendo muscoli e osso. I dolori di cui soffriva divennero fortissimi e alla fine solo la morfina riuscì a placarli e a permettergli di morire con meno sofferenza. Per i medici che debbono prendersi cura di malati come Davide il senso di impotenza è frustrante. Si entra nella loro camera, ci si sforza di sorridere, di dire qualche frase che dia una speranza, guardando negli occhi quei ragazzi che ti ascoltano ma in cuor loro sanno già che le parole che gli stai dicendo non sono vere, ma vogliono comunque che tu gliele dica perché la speranza, o la parvenza di una speranza, deve esserci sempre, anche quando ogni evidenza la esclude. E il medico deve essere latore credibile di questa speranza, anche se solo morale. Ma non sempre è facile, perché non ci si abitua mai alla morte, non si smette mai di chiedersi perché persone nel pieno della gioventù debbano essere vittime di un destino così crudele, provare sofferenze così atroci. Non si smette mai di chiedersi, soprattutto se si è credenti, perché un ragazzo come Davide non abbia avuto risposte dal suo viaggio a Medjugorje. O forse la risposta sta proprio in quella malattia piena di sofferenza ma affrontata con grande dignità, senza mai un accenno di risentimento per esserne proprio lui vittima. Forse la risposta che cercava a Medjugorje Davide l'ha avuta adesso che non è più tra noi, e spero con tutto il cuore che sia una risposta tale da compensare e giustificare l'enorme sofferenza che lo ha accompagnato nel suo distacco.

Proprio oggi sono anche andato al funerale di Andrea, un altro giovane ragazzo affetto da un glioblastoma cerebrale. Operato più di un anno fa, aveva avuto un ottimo recupero, anche se aveva dovuto sottoporsi a radio e chemioterapia. Stava benissimo, ma gli esami avevano mostrato che il suo tumore, inesorabilmente, si era riformato raggiungendo dimensioni eccessive. O si operava subito o si avviava verso un destino di progressivo e rapido declino; dopo una lunga discussione con lui e con i suoi familiari, decidemmo di rioperarlo.

Naturalmente, conoscendo già la natura del tumore, sapevamo con certezza che non avremmo potuto guarirlo; avremmo semplicemente potuto offrirgli una nuova possibilità di prolungare la vita ancora di qualche mese, cinque, sei, forse di più, chi può saperlo! In questi casi, sappiamo di poter solamente promettere un breve giro in più nella giostra della vita, di poter regalare, ancora per qualche volta, la possibilità di tornare a *contemplar* le stelle. Si potrebbe obiettare che non ha senso sottoporre un uomo alla prova di un nuovo intervento se questo, nella migliore delle ipotesi, può solo dare un risultato limitato. Ma una cosa che ho imparato nel mio lavoro è che la rilevanza da dare al periodo di vita che rimane si modifica in funzione delle circostanze in cui ci si trova. Per chi sa di avere un male incurabile, per i suoi familiari che sanno di poterlo perdere da un momento all'altro, anche pochi mesi di vita in più, invece di una morte sicura e imminente, possono essere un dono immenso. Poter tornare a guardare una stella in cielo, anche se solo per poche notti, può essere un regalo dal valore enorme.

Purtroppo, non a tutti i pazienti è possibile offrire questo breve prolungamento della vita; qualche volta, con tristezza, bisogna saper dire che non c'è più nulla da fare. Quante volte si vorrebbe dire: «Sì, si può operare», anche solo per dare una speranza e non chiudere l'unica porta possibile a chi cerca solo uno spiraglio cui aggrapparsi. Ma nessun atto medico è veramente umano se effettuato in contrasto con un'evidenza scientifica; anche nel lavoro del medico, qualche volta, bisogna imparare a comandare il cuore usando il cervello. La vera compassione, in campo medico, esiste solo quando ai pazienti vengono fornite proposte scientificamente concrete alle quali ancorare razionalmente le speranze. Tutto il resto non può essere in alcun modo definito né compassione né medicina. È solo illusione. Ricordo il dolore di un giovane marito venuto da me con gli esami della moglie, fino a qualche settimana prima in pieno benessere. Aveva consultato molti altri medici e aveva sperato che io fossi in grado di rovesciare la drammatica realtà di un tumore non operabile. Quando anch'io gli dissi che il tumore era troppo esteso per poter anche solamente tentare un intervento, con la disperazione nella voce mi disse: «Come faccio a dirlo ai nostri due bambini?».

L'intervento su Andrea andò bene, ma dopo qualche settimana, senza una causa evidente, il paziente cominciò a peggiorare. Le TAC erano buone, ma lui non ce la faceva a respirare. Dopo qualche settimana di alti e bassi il suo fisico si arrese. Il giorno del suo funerale la chiesa era piena di giovani come lui. Fu letta una lettera della sorella e poi uno degli amici parlò di com'era Andrea nella vita di tutti i giorni, di quali erano le sue speranze, di quali sogni avrebbe voluto realizzare. Dopo essergli stato accanto per lunghi mesi, per la prima volta, dal racconto di un amico, capivo chi fosse stato veramente Andrea. Ascoltare quelle testimonianze mi fece capire quanto poco sappiamo delle persone che affidano a noi la loro vita; quasi tutti i giorni entriamo in un rapporto di vita e di morte con una persona, ma in realtà non la conosciamo; non pensiamo a quanto ogni nostro intervento possa essere un atto fondamentale nella sua esistenza e in quella di tante persone che si aspettano che, per il nostro operare, un amico o un parente venga restituito alla vita di prima. Penso che nei programmi per chi vuole specializzarsi in Neurochirurgia, tra i vari compiti da svolgere, vada inserito anche quello di assistere al funerale di un paziente che non ce l'ha fatta. Forse i giovani medici capirebbero molto più di quanto non possano apprendere da tanti libri!

Lo stesso giorno in cui Davide e Francesca morivano, Filippo, giovane uomo anche lui affetto da un brutto tumore al cervello, usciva dal tunnel pazzesco che, nell'ultimo mese, lo aveva visto in coma, con una grave infezione e con un'insufficienza renale che aveva richiesto molte sedute di dialisi. Più volte con i suoi familiari si era considerata l'opportunità di interrompere tutto, di non portarlo più in dialisi e lasciare che l'insufficienza renale lo conducesse a una morte meno dolorosa della vita. Come ultima *ratio*, contro ogni logica, decidemmo di mettergli un piccolo catetere nel cervello per drenare una raccolta di liquido cerebrospinale apparentemente senza particolare effetto. È difficile dire quale sia stata l'utilità di quel catetere che rimuovemmo dopo pochi giorni; tuttavia, subito dopo, Filippo cominciò a essere più presente, fino ad avere dei lunghi periodi di coscienza durante i quali sorrideva alla madre e alla sorella, e lentamente ricominciò a parlare. Poi l'insufficienza renale migliorò e non fu più necessaria la dialisi. Infine Filippo riuscì a tornare a casa e a riprendere una vita sufficientemente autonoma e di buone relazioni familiari e sociali. Dopo qualche mese la sorella venne a trovarmi in ospedale. Quando gli chiesi di Filippo, rispose: «Sta bene ed è sommerso d'affetto».

In sostanza, l'avere atteso ancora un poco prima di interrompere le cure fece sì che una situazione ritenuta, sulla base di elementi apparentemente corretti, irrecuperabile e quindi «terminale» si dimostrasse essere per nulla tale.

Dopo Francesca e Davide, la storia di Filippo ci riportò a essere positivi, a capire che il nostro lavoro, pur sottoponendoci troppo spesso a prove di sconforto, era sempre capace di avere un colpo d'ala capace di dare un senso a tutto, di giustificare le sofferenze e mantenere aperta la porta alla speranza. Il caso di Filippo è anche la risposta a tutti coloro che parlano dei malati terminali come soggetti con i quali i medici provano terapie inutili, sottoponendoli a prove insensate capaci soltanto di produrre un prolungamento delle sofferenze. Nei tanti anni di Neurochirurgia, pieni di esperienze con malati veramente gravi, «terminali» secondo alcuni, quale sia un malato veramente «terminale» non l'ho ancora capito. Ho visto morire persone che sembravano avviate a una ripresa certa, così come ho visto riprendersi e tornare a una vita normale, o «accettabile», persone per le quali molti avrebbero «staccato la spina». Ma allora quando bisogna arrendersi? Quando le cure diventano un mero accanimento? Il punto cruciale è proprio questo, che non vi sono regole, che non esiste un segno che ci dica che quel cervello ha iniziato un viaggio senza ritorno. Solamente quando il malato è giunto veramente alla fine, senza più riflessi e con segni evidenti di morte cerebrale, possiamo dire che tutto quanto era possibile fare è stato fatto ed è giusto arrendersi. Negli altri casi, anche se il paziente è in coma e tracheostomizzato, anche se ha un sondino naso-gastrico o una stomia nello stomaco, credo che il dovere del medico sia di andare avanti, di non arrendersi.

L'ultimo caso di cui voglio parlare è scioccante per l'evidenza che ne risulta dei limiti delle nostre valutazioni degli stati di coma.

Una mattina giunse da noi un giovane, in coma per un'emorragia da rottura di un aneurisma intracranico dell'arteria basilare. La basilare è uno dei grossi tronchi arteriosi che nutrono il nostro cervello, quello che irrora la porzione più «vitale» del sistema nervoso centrale, il tronco dell'encefalo. Attraverso il tronco passano tutte le fibre che portano le informazioni dalla corteccia alla periferia del nostro corpo e tutte le informazioni che il nostro corpo capta e che invia alla corteccia perché diventino coscienti. Nel *tronco dell'encefalo* sono presenti i nuclei dei nervi cranici che ci permettono di muovere gli occhi, di avere una funzione motoria facciale, di deglutire, di parlare; vi sono, inoltre, i centri della funzione respiratoria e cardiovascolare, e i centri che regolano il nostro stato di coscienza. Si capisce come una sofferenza di questa struttura possa essere seguita da segni neurologici di gravità estrema. Il giovane paziente giunse in un ospedale di periferia in uno stato di coma neurologico molto grave, con assenza di riflessi, midriasi bilaterale, cioè dilatazione marcata delle pupille senza riflesso alla luce. Fu giudicato in coma ormai irreversibile, intubato e mandato da noi per una valutazione della commissione per i trapianti d'organo. Quando giunse da noi cominciava ad avere una certa risposta agli stimoli dolorosi, per cui decidemmo, prima di giudicarlo terminale, di drenare il liquor che si era raccolto nei ventricoli cerebrali, eccessivamente gonfi, e valutarne l'evoluzione. Mettemmo un piccolo catetere di drenaggio in una cavità ventricolare da dove defluì liquor misto a sangue, e il paziente lentamente si svegliò. Dopo poche ore il suo aneurisma fu chiuso, per evitare che potesse sanguinare di nuovo, e dopo pochi giorni il paziente venne in reparto, cosciente, in grado di eseguire ordini e parlare. La spiegazione di quanto successo è che l'emorragia aveva determinato una specie di shock delle funzioni del tronco dell'encefalo, con conseguenze neurologiche che portarono i primi medici che lo soccorsero a fare una diagnosi di coma irreversibile, diagnosi corretta per quanto riguarda la gravità dei segni clinici del coma, ma inesatta nel giudizio di irreversibilità in quanto, in questo caso, «funzionale» e reversibile, legata a un'inattivazione temporanea di alcune aree, e non a una perdita definitiva delle loro funzioni.

Queste riflessioni portano alla mia mente un dibattito tra Corrado Augias e il professor Veronesi, al quale assistetti una domenica di giugno del 2013, nell'ambito del Festival di Spoleto. Al teatro Caio Melisso, davanti a una platea di amanti del festival, Augias intervistava Veronesi sulla nascita e sulla morte, ma soprattutto esprimeva fortemente le sue idee su cose per le quali non poteva avere un'esperienza diretta; perché, purtroppo, quando si parla di malati terminali spesso si parla di una realtà che non si conosce. Quanti di quelli che ne parlano sono mai andati in un reparto dove si curano i malati cosiddetti «terminali»? O hanno visto con quale impegno e dedizione il personale infermieristico si applica per pulirli, nutrirli, assisterli anche nelle funzioni più pesanti, curare o prevenire i decubiti? Ma poi, cosa si intende per malato terminale? Spesso in questo gruppo si mettono insieme tutti i pazienti che, per differenti motivi, necessitano di un'assistenza di terapia intensiva e che presentano un'alterazione della coscienza e sono tracheostomizzati. Questi pazienti, spesso, vengono alimentati con un sondino naso-gastrico per fargli meglio assumere sostanze che possano nutrirli in modo equilibrato e per evitare lesioni polmonari da scorretta ingestione del cibo. *Molti di questi sono recuperabili!* Quindi, quando un malato può essere definito terminale? Inoltre, qual è il momento in cui non vi sono più speranze? Cosa sappiamo noi dei livelli di coscienza differenti dal nostro? Cosa sappiamo di come reagisce il cervello di un malato che noi definiamo in coma ma che ancora è in grado di sentire le voci dei familiari e di emozionarsi? Noi ci rapportiamo sempre al nostro livello di vita, al nostro livello di coscienza e di consapevolezza. Ma cosa sappiamo degli altri livelli, dai quali, peraltro, tante volte si può emergere? Una volta operammo un paziente per una grave emorragia cerebrale provocata dalla rottura di un aneurisma intracranico, cioè di una malformazione vascolare che interessa i grandi vasi che portano il sangue al cervello. Ricordo che quella mattina sarei dovuto partire per Catania, ma il mio aereo non decollò perché a Catania c'era la neve!!! Pochi minuti dopo avere appreso della sospensione del volo, mentre ero ancora in aeroporto, ricevetti una telefonata dal Gemelli in cui mi si diceva di questo paziente.

Lo operammo subito. Era poco prima di Natale e, dopo l'intervento, il paziente rimase in coma per molti giorni, praticamente passò in terapia intensiva tutto il periodo tra Natale e l'Epifania. Quando si riprese, ci raccontò di aver fatto un bellissimo viaggio, di essere andato a New York dalla sorella e di avere trascorso con lei le festività. Era in grado di raccontarci dove avevano festeggiato la fine dell'anno, in quali posti erano stati. La sua mente aveva continuato a vivere in una dimensione non reale per i nostri parametri di valutazione, ma per lui perfettamente vera. Per noi, in tutti quei giorni, lui era stato, semplicemente, un paziente in coma! Come scrive Jean-Dominique Bauby (*Lo scafandro e la farfalla*), «lo scafandro si fa meno opprimente e il pensiero può vagabondare come una farfalla. C'è tanto da fare. Si può volare nello spazio e nel tempo, partire per la Terra del fuoco o per la corte di re Mida».

Tante volte mi è successo di avere in reparto pazienti in coma grave, con livelli di coscienza bassissimi e con lesioni cerebrali che sembravano senza speranza. È impossibile sapere con certezza come sarà il loro futuro. Alcuni, inaspettatamente, a un certo punto, si risveglieranno. Altri rimarranno chiusi nel loro scafandro e lentamente si avvieranno alla morte. Ma come riconoscere gli uni dagli altri? Malgrado un'esperienza veramente lunga, ancora non l'ho capito. E allora, per ognuno di questi pazienti si deve lottare senza tentennamenti, come se fossimo sicuri che proprio quel malato si sveglierà, che proprio per lui la mano di Dio sarà pronta a gettare una rete che possa sorreggerlo, mentre cade, e tirarlo in salvo.

Queste riflessioni ne portano subito altre, che spettano non solo a noi medici ma anche alla società nel suo complesso: fino a che punto può e deve spingersi la medicina? Quale è la soglia che non deve essere oltrepassata per non prolungare inutilmente le sofferenze di un malato?

I confini tra la vita e la morte sono talora così sottili, viverci accanto ci rimanda a domande così intime, che ritengo sia difficile trovare risposte che diano soluzioni adeguate e definitive. Si dice che sarà necessario, a un certo punto, che la società intera decida di prenderle in esame, che non sia giusto scaricarle eternamente sui medici. Chissà se in futuro una società veramente matura saprà trovare risposte a dei quesiti così inquietanti, se la politica saprà affrontare, con obiettività e senza strumentalizzazioni, problematiche così fondamentali per l'esistenza. Purtroppo oggi non esistono manuali che diano risposte precise a queste domande, e neanche dopo tanti anni di vita con i più gravi dei malati si riesce ad avere certezze in questo campo. Quando accogliamo in pronto soccorso un malato in coma con una grave emorragia cerebrale, o con gli esiti di un trauma cranico, e decidiamo di operarlo, nel momento in cui mettiamo in atto tutte le nostre conoscenze per curarlo non possiamo sapere quale sarà l'esito del nostro agire, quali danni resteranno, quanto durerà il coma. Ma sappiamo che, se l'indicazione alla chirurgia è stata posta sulla base di elementi scientificamente corretti, qualcuno potrà farcela, qualcuno una mattina comincerà a reagire in modo più cosciente e poi aprirà gli occhi. Naturalmente, tutto questo deve essere fatto solamente quando esiste una ragionevole base scientifica su cui fondare la speranza che il malato possa recuperare e riaffiorare dallo stato di incoscienza in cui si trova. Negli altri casi, se la nostra esperienza e gli esami strumentali ci dicono che il danno cerebrale è grave, dobbiamo accettare di non accanirci, di saperci fermare, di non creare situazioni che possano essere solamente causa di sofferenze prolungate per il paziente e per i suoi familiari.

A questo punto voglio riportare alcuni passaggi di un capitolo di un altro libro, questa volta di Pietro Citati (*Elogio del pomodoro*), uno scrittore intelligente di cui ho letto con estremo piacere molti saggi sulla letteratura. Il capitolo ha un titolo estremamente chiaro, e anche cattivo, «La crudeltà dei medici». Scrive Citati:

> Per quanto mi riguarda i medici e i chirurghi italiani sono tra i più crudeli d'Europa. Sebbene i medici pretendano di difendere l'esistenza, essi popolano il mondo di cadaveri viventi, che offendono la solennità della morte e la dolcezza della vita. Operano una sinistra contaminazione tra di esse come in un trionfo della morte medioevale. Non capisco le ragioni di un accanimento così tenace. Che vita lunghissima hanno i nostri morti! Nessuno riesce più a seppellirli definitivamente nel cuore. Quanto alla nostra morte, oggi è diventata un fatto privato che vorremmo sbrigare da soli, con la maggiore precisione ed eleganza possibile. Vorremmo morire con discrezione, senza pubblico, senza funerali, senza pompa, senza cerimonie, senza parole solenni e definitive. Come dice Jankélévitch, vorremmo

> scomparire «pianissimo e in punta di piedi»: scivolare silenziosamente via dalla vita, in un momento di disattenzione di tutti (e possibilmente anche nostro), come se morire fosse uno strano raffreddore incurabile. Per questo, non possiamo tollerare che medici crudeli ci impongano a forza di rimanere qui, quando l'esile filo della nostra vita è spezzato.

Seguendo questo modo di pensare, quante persone, giovani o meno giovani, che poi hanno recuperato, sarebbero morte? Cos'è più giusto, seguire le indicazioni della scienza e fare tutto il possibile, oppure seguire un falso senso del rispetto e lasciare morire anche chi potrebbe vivere?

Oggi è il 31 dicembre del 2013. Per una strana coincidenza questa mattina ho letto il passo di Citati, di cui ho riportato prima alcune frasi, e da pochi minuti è andata via una troupe del TG1 venuta per un'intervista sulle condizioni di Michael Schumacher il quale, quarantotto ore fa, ha subito un violento trauma cranico cadendo con gli sci. Ho appena ascoltato le ultime dichiarazioni dei medici curanti che lo hanno già sottoposto a due operazioni chirurgiche al cervello. Certamente nessuno di loro sa cosa succederà nei prossimi giorni, come si riprenderà, se rimarranno menomazioni importanti, se Schumacher recupererà bene o con una situazione neurologica non all'altezza dell'uomo che era, se riuscirà a parlare o no. Ma cosa avrebbero dovuto fare? Lasciarlo morire e togliergli la possibilità di ritornare alla vita e all'affetto dei suoi familiari? Basandosi su precisi dati scientifici hanno preso decisioni non facili e sono andati avanti. Il tempo dirà quale sarà l'effetto delle cure prestate, ma nessuno avrà il diritto di dire, anche se il grande campione non tornasse più a essere tale, che sono stati crudeli.

«Dio è una lacrima d'amore versata sulla miseria umana» scriveva Feuerbach. Compito di noi medici è farci portatori, tutti i giorni, di questa lacrima d'amore.

10

Neurochirurgia

«Quello del medico è un lavoro di confine, perennemente minacciato dalle fiamme, in bilico;
e la linea di separazione è così sottile, così fragile...»

Eduardo Rebulla, *Segni di fuoco*

Sono entrato in Neurochirurgia subito dopo la laurea, ma neurochirurgo avevo deciso di diventarlo già da quando ero ai primi anni di università. Ricordo quegli anni Settanta come un periodo di grande fervore e di straordinari cambiamenti. L'esigenza prioritaria che tutti i neurochirurghi avevano sentito fin dall'inizio di questa relativamente giovane disciplina era di sviluppare una tecnica chirurgica e degli strumenti che permettessero di rispettare al massimo la delicatezza dell'organo su cui si doveva lavorare. Proprio in quegli anni, l'introduzione del microscopio operatorio e un insieme di innovazioni tecnologiche che portarono a quella che fu chiamata «microneurochirurgia», stavano cambiando drasticamente il modo di fare la chirurgia del cervello, migliorando nettamente i risultati e permettendo di curare malati, prima inoperabili, con interventi innovativi. Il microscopio, fornendo un ingrandimento e un'illuminazione perfetta del campo chirurgico, rendeva più preciso il lavoro del chirurgo e forniva una nuova visione dell'anatomia del cervello, diversa da quella classica studiata sugli atlanti dell'università, un'anatomia viva che il chirurgo vedeva nei più piccoli particolari, entrando per la prima volta nella scatola cranica del paziente con uno strumento che rendeva tutto chiarissimo e lo faceva muovere in sicurezza. A quel punto, bastò applicare una telecamera al nuovo strumento e fu possibile seguire su un monitor, con gli stessi occhi del chirurgo, l'intero intervento e quindi imparare molto meglio e più rapidamente di quanto fosse possibile prima. Ricordo le mie prime esperienze in una sala operatoria di Neurochirurgia tradizionale, prima dell'avvento del microscopio: ci si accalcava dietro la testa del chirurgo per cercare di cogliere qualche sprazzo d'intervento, senza capire pienamente cosa stesse succedendo.

Per entrare in questo mondo di straordinari cambiamenti bisognava però andare fuori, all'estero, in quei pochi centri in cui la nuova Neurochirurgia si stava sviluppando.

Dopo gli anni di lavoro per la mia tesi di laurea, quasi una preparazione a quello che avrei fatto poi come neurochirurgo, e dopo gli anni di formazione in Italia, fu in Canada che incontrai colui che sarebbe stato determinante per la mia formazione, l'uomo che negli anni Settanta era considerato l'astro nascente della microneurochirurgia mondiale, Jules Hardy. Jules si occupava in particolare della chirurgia dell'ipofisi e grazie a lui imparai, come accennato, la tecnica da lui messa a punto per operare attraverso una via extracranica, cioè «passando per il naso». Si trattava di uno dei primi approcci che permettevano di raggiungere alcune strutture localizzate nella profondità del cranio per una via che evitava le manipolazioni del cervello.

La storia del progresso della medicina talvolta è bizzarra e la chirurgia dell'ipofisi ne è un chiaro esempio. Prima di parlarne, però, voglio ricordare uno dei più grandi neurochirurghi di tutti i tempi, Harvey Williams Cushing, nato a Cleveland l'8 aprile 1869 e morto a New Haven il 7 ottobre 1939. Con lui, agli inizi del Novecento, nacque la Neurochirurgia moderna; a lui si devono pubblicazioni fondamentali e innovazioni tecniche che hanno segnato le tappe miliari della trasformazione della vecchia chirurgia del sistema nervoso nella moderna Neurochirurgia. Introdusse in chirurgia l'asepsi e l'anestesia con l'etere e, grazie alle sue innovazioni, e alla sua grande abilità chirurgica, ridusse la mortalità operatoria per tumori cerebrali dal 35-50% al 5-10%. Assieme a Percival Bailey redasse la prima moderna classificazione dei tumori cerebrali. Da grande chirurgo capì l'importanza degli studi di anatomia e fu un fervente ammiratore di Andrea Vesalio, il grande anatomista belga, professore all'Università di Padova, divenuto medico personale dell'imperatore Carlo V. Per la sua biografia su Sir William Osler, uno dei più grandi medici americani dell'epoca, ricevette il Premio Pulitzer. Dotato di uno straordinario rigore morale, era apprezzato dai suoi collaboratori per la costante attenzione al malato, per l'impostazione clinica rigorosa, ma anche per i suoi tratti improntati alla gentilezza e all'umiltà.

Anche nello studio dell'ipofisi Cushing fu un precursore. Comprese quali sintomi potessero essere legati alla presenza di un tumore dell'ipofisi e descrisse una grave malattia ipofisaria che da lui prese il nome di malattia di Cushing. Fu lui a inaugurare, nel 1909, al Johns Hopkins Hospital di Baltimora, il primo approccio chirurgico all'ipofisi per una via «nasale». Malgrado la correttezza dell'intuizione, la via utilizzata da Cushing non ebbe vita lunga e fu abbandonata. Causa di ciò fu l'elevata incidenza di infezioni legate al passaggio attraverso le vie nasali, non sterili, in un'epoca priva di antibiotici, e la difficoltà di lavorare in un campo profondo e con una scarsa illuminazione. Successivamente, questo approccio venne ripreso con alterne fortune grazie a Norman Dott, che lo aveva imparato da Cushing e l'applicò sui suoi pazienti in Scozia, e a Gerard Guiot, il quale, visto eseguire l'approccio da Dott, lo utilizzò sui suoi pazienti a Parigi. Agli inizi degli anni Sessanta, un giovane neurochirurgo canadese, Jules Hardy, si recò a Parigi per perfezionare la sua conoscenza della Neurochirurgia; assistendo a un intervento di Guiot sull'ipofisi, capì quanto quella tecnica potesse divenire importante ma anche come fosse necessario apportarvi alcune aggiunte sostanziali. Disegnò tutta una serie di strumenti chirurgici nuovi per la chirurgia dell'ipofisi e, per la prima volta, utilizzò un microscopio chirurgico e il controllo radiografico intraoperatorio, rendendo questa chirurgia efficace e sicura. In questo modo il campo chirurgico fu chiaramente visibile e tutti i gesti del chirurgo perfettamente controllati, anche quando si penetrava, dal basso, nella profondità del cranio. In pratica, ci volle quasi mezzo secolo perché l'approccio nasale all'ipofisi, partito dal Nord America, percorresse la strada che doveva portarlo fino a Montréal, passando per la Scozia e la Francia e attraversando due volte l'Atlantico. Ma da quel momento cominciò a correre per essere conosciuto in pochi anni in tutto il mondo e divenire in breve tempo il modo più giusto di operare un tumore all'ipofisi.

Oltre ad avere reso possibile questo intervento, Jules Hardy, grazie a una capacità straordinaria di osservare i fenomeni, riflettere sugli stessi e capirne le intime ragioni, ebbe il grande merito di comprendere, in un'epoca priva di TC e di RM, che alcune gravi malattie endocrine, quali la malattia di Cushing, l'acromegalia, la sterilità nelle donne e l'impotenza nell'uomo, potevano essere causate da tumori benigni dell'ipofisi, talvolta più piccoli di un pisello, e che si poteva guarire asportandoli con un semplice intervento di microchirurgia.

Per far capire l'importanza di tutto ciò bisogna dire che gli adenomi ipofisari sono tumori benigni, e quindi curabili, relativamente frequenti e responsabili di gravi malattie, e che nascono e si sviluppano in una zona del cranio profonda e difficile da raggiungere, detta sella turcica, sede della ghiandola ipofisaria. Prima dello sviluppo della via nasale, la loro rimozione richiedeva un approccio intracranico, cioè una tecnica molto più rischiosa, della durata di molte ore, che poteva determinare danni al cervello o ai nervi ottici; molto spesso, i rischi erano considerati tali da sconsigliare l'intervento. Grazie all'intuizione di Cushing e al lavoro di Hardy, centinaia di migliaia di persone in tutto il mondo sono guarite da queste gravi forme morbose e molte migliaia di donne hanno potuto avere dei figli. È questo uno dei tanti esempi di come la tecnologia e la scienza siano strettamente connesse tra loro: le conoscenze scientifiche permettono lo sviluppo di nuove tecnologie e queste forniscono strumenti nuovi per migliorare le conoscenze della medicina e far progredire ulteriormente la scienza.

Con la globalizzazione di oggi e con le possibilità di Internet la storia che ho raccontato può far sorridere; ma è proprio il fatto che quei pionieri abbiano pensato a porre le basi di una conoscenza importantissima con i pochi mezzi di cui disponevano che li rende veramente grandi!

Per imparare le tante cose che un neurochirurgo deve sapere ho viaggiato molto. Sono ritornato spesso in Canada, non solo a Montréal da Hardy, ma anche a London, nell'Ontario, da Charles

Drake, che allora era il chirurgo vascolare più importante d'oltreoceano. London, Ontario, era una piccola cittadina nella campagna canadese, a duecento chilometri da Toronto, nota solo per il piccolo ma modernissimo ospedale. Mi sono chiesto spesso perché per diventare un buon neurochirurgo fosse necessario andare sempre in posti strani. Forse la risposta è che così non vi erano distrazioni. In effetti, appena arrivati a London si entrava in ospedale, si dormiva lì dentro per tutti i giorni previsti, e si usciva solo quando era arrivato il momento di ripartire. Però, stare nell'ospedale di Drake era un'esperienza straordinaria. Si stava tutto il giorno in sala operatoria per vedere operare il grande neurochirurgo, ascoltare le sue spiegazioni, osservare i suoi gesti; finiti gli interventi, si mangiava un panino e si andava nella videoteca, dove ogni intervento era catalogato e reso immediatamente disponibile. Ho passato notti intere a guardare decine d'interventi sugli aneurismi, per andare a dormire verso le quattro del mattino, stanco ma nuovamente pronto alle sette, quando Drake arrivava e si cominciava una nuova giornata di chirurgia. Quando ripartivo, stanco per la fatica, ma felice, sull'aereo che mi riportava a casa non smettevo di rileggere gli appunti che avevo preso, cosciente del fatto che da quegli insegnamenti sarebbe dipeso se sarei stato capace di affrontare gli interventi più difficili.

Per un mese l'anno, e per molti anni, mi sono recato da Gazi Yasargil a Zurigo, allora il mago della microchirurgia della base cranica e della Neurochirurgia vascolare. Questo periodo di formazione tra il Canada e Zurigo è stato fondamentale per la mia preparazione scientifica e professionale, proprio in un momento in cui la Neurochirurgia italiana era legata a schemi ormai superati. Da noi la microchirurgia cominciava appena a fare i primi passi, in parte osteggiata dai neurochirurghi anziani, impacciati nell'uso di quello strumento per il quale non avevano avuto la necessaria preparazione. Per noi giovani sarebbe diventata la tecnica fondamentale per operare al cervello.

In quegli anni capii che la Neurochirurgia richiedeva un impegno costante e continuo e che per diventare un buon neurochirurgo erano essenziali alcune cose. Innanzitutto, un'esperienza di microchirurgia sperimentale in laboratorio. Non è facile operare con uno strumento che può ingrandire fino a 40 volte il campo su cui si lavora; all'inizio risulta estremamente difficile anche soltanto coordinare i propri gesti, e ogni pur minimo movimento non controllato ha l'effetto di un terremoto. Ricordo che, pur di fare esperienza, cominciavamo a usare il microscopio facendo suture su un pezzettino di plastica con dei fili così sottili da non essere visibili a occhio nudo, così da abituarci al nuovo strumento ed essere pronti per quando lo avremmo usato in sala operatoria. La seconda cosa è la conoscenza perfetta dell'anatomia. Lavorando con il microscopio si penetra all'interno del cranio e del cervello, per vie e con direzioni diverse a seconda dei diversi approcci chirurgici. Si incontrano arterie, nervi, scissure, strutture cerebrali, viste con una prospettiva nuova; un'anatomia viva, reale, da rispettare. E uno dei grandi vantaggi dell'uso del microscopio è stato quello di permettere a tutti di vedere questa «nuova» anatomia, di imparare a raggiungere le regioni più impervie del cervello usando vie anatomiche sicure che non determinassero danni ad alcuna struttura. La terza cosa, anche oggi nell'era della globalizzazione, è andare a vedere come operano i grandi chirurghi, per imparare quanto più possibile direttamente da loro, per «rubare» non solo la tecnica ma soprattutto il loro modo di ragionare e di approcciare il malato e la malattia. Ricordo l'eccitazione che mi prendeva quando partivo per uno di questi viaggi: l'arrivo nel nuovo centro di Neurochirurgia, spesso in città lontane e poco conosciute, i primi interventi visti, la soddisfazione nel capire i trucchi segreti del chirurgo e nell'imparare dalla sua esperienza cose fondamentali per operare bene, l'emozione, al ritorno, nell'applicare quello che avevo imparato e nell'insegnarlo agli altri. La quarta cosa è uno studio continuo e forsennato, per capire quanto più è possibile delle tante malattie che colpiscono il cervello e per sapere quanto più si può del funzionamento di quest'organo fondamentale. La quinta è una passione sconfinata per questo mestiere. L'ultima, ma non la meno importante, tutt'altro, è l'umanità verso i pazienti che dobbiamo curare, la comprensione delle loro preoccupazioni e la pazienza nel dare risposte chiare alle domande che pongono.

Cos'è la Neurochirurgia per me? È fatica, ansia, tensione, studio continuo senza mai smettere, preoccupazione, tanta responsabilità, spiegazioni ai malati e ai loro familiari per far capire la serietà del problema che debbono affrontare ma senza terrorizzarli e senza togliere la speranza, notti insonni a pensare all'intervento difficile che si farà domani, notti agitate a pensare all'intervento fatto oggi con il paziente ancora sedato farmacologicamente senza sapere se si sveglierà bene o avrà dei deficit (non riesco a far diventare un'abitudine la chirurgia e la preoccupazione per l'esito di un intervento! Come dice Shakespeare nel *Giulio Cesare*: «Bello sarebbe se l'uomo potesse sapere in anticipo come finirà la sua giornata! Ma basterà che il giorno finisca, e lo saprà»).

Ma è soprattutto passione, entusiasmo, eccitazione per l'intervento complesso che si farà sapendo che potrà salvare la vita di una persona, soddisfazione per un risultato buono, angoscia quando la biologia ti tradisce e alla tecnica che hai cercato di applicare al meglio non segue il risultato che speravi.

La Neurochirurgia è la passione che mi ha accompagnato per tutta una vita. Lavorare sul cervello di una persona penso che sia tra i lavori più affascinanti che si possano immaginare. È come essere sempre dentro un film di fantascienza, dove persone giocano con l'intimo di altri esseri umani, ma sapendo che da come si muovono le loro mani dipenderà se la psiche o l'integrità fisica di quella persona, in pratica ciò che lo caratterizza come essere umano, verranno preservate, se sarà come prima o no. La Neurochirurgia è la bellezza di muoversi tra le strutture cerebrali, in un viaggio che nessuno farà mai più, guardando cose che nessun altro potrà mai vedere. La Neurochirurgia è la continua esplorazione di un mondo straordinario in cui tanto è ancora avvolto nel mistero e nell'incertezza; il neurochirurgo ha il privilegio di indagare questo mistero, di coglierne la bellezza. Ogni intervento è una responsabilità enorme, dietro cui si nasconde un mondo di speranze e dolore che bisogna sapere ascoltare, aprendo l'uscio del cuore, ma non del tutto, per non venirne travolti.

La Neurochirurgia in sé è affascinante, come credo nessun'altra specialità, per la complessità dell'organo su cui il chirurgo lavora; è affascinante per il numero incredibile di malattie che colpiscono il sistema nervoso e di cui si occupa; ed è soprattutto affascinante per quanto ancora c'è da scoprire e per gli infiniti possibili campi di ricerca che offre.

La Neurochirurgia, a differenza di altre chirurgie, non è standardizzabile, non consiste di una serie di atti ripetuti in successione, sempre allo stesso modo ogni volta. Più che una chirurgia da catena di montaggio è un lavoro da artigiani. Per questo, spesso, la durata di un nostro intervento è poco prevedibile. Per capire cosa si prova quando facciamo un intervento complesso bisogna avere provato l'emozione di un viaggio in barca a vela, quando arrivare in porto dipende da situazioni non sempre perfettamente prevedibili, quali la direzione del vento, la forza del mare, l'abilità del marinaio; quando il segreto è non avere fretta e seguire gli eventi senza volerli forzare, soli con il problema che si deve risolvere e per il quale non c'è una seconda possibilità; è un viaggio nel quale non ci si può fermare, Itaca deve essere raggiunta. Quando si opera si è soli con se stessi, si perde il senso del tempo, e la mente si concentra sul lavoro che si sta facendo, finalmente senza telefoni che suonano o persone che distraggono.

In chirurgia è molto importante la ripetitività dei gesti, la consuetudine. Amo lavarmi sempre nello stesso lavandino, cerco di avere sempre lo stesso armadietto, seguo una specie di rituale nel vestirmi e nell'indossare mascherina e cappello lungo il corridoio che mi porta alla sala operatoria. È già talmente complesso pensare all'intervento che tutto il resto non deve essere un problema, i gesti devono scorrere automaticamente, e la mente deve pensare solo a ciò che ci si accinge a fare.

Anche se, per fortuna, la grande maggioranza dei pazienti va bene, anche in Neurochirurgia, così come in ogni altro campo della medicina, ogni intervento comporta dei rischi e può non ottenersi il risultato sperato. La possibilità di una complicazione fa parte della chirurgia stessa, fa parte della risposta biologica individuale al trauma della chirurgia, a prescindere da quanto correttamente il chirurgo abbia operato. La cosa importante, indipendentemente dal risultato che si otterrà, è che il chirurgo nel definire la sua strategia terapeutica segua un ragionamento corretto, che l'atto medico abbia una base logica. La complicanza inaccettabile è quella che nasce da un ragionamento medico errato. Per questo, nel mio reparto, ho sempre preteso che qualunque intervento e qualunque strategia terapeutica venissero discussi collegialmente, prima di portare il malato in sala operatoria o iniziare un protocollo di cura; per questo ho sempre insegnato l'umiltà del confronto, l'importanza del dubbio e il rischio delle certezze assolute e acritiche. Un altro insegnamento che ho sempre cercato di dare ai miei giovani collaboratori è che bisogna servirsi delle tecnologie ma non basarsi unicamente su queste. Non va dimenticato che i risultati di un intervento non sono fondati solamente sulla visione di un buon esame diagnostico né sull'esecuzione tecnicamente perfetta di un atto chirurgico, ma saranno buoni solo se l'inquadramento della malattia e l'indicazione alla chirurgia sono state corrette. Prioritaria su ogni tecnologia sofisticata è una preparazione medica seria e coscienziosa.

Come ho detto, il rischio e le complicazioni fanno parte della chirurgia, sono inevitabili, ma bisogna cercare di ridurle al minimo con attenzione, meticolosità ed esperienza. Ogni complicanza operatoria è un tuffo al cuore. Tutto a un tratto succede qualcosa che richiede una contromisura immediata, in una situazione in cui anche pochi secondi possono essere determinanti. Immaginate cosa succede se, nel bel mezzo di un intervento, si rompe una grossa arteria; in pochi attimi il campo chirurgico è inondato di sangue e bisogna subito individuare il punto dell'emorragia, tamponare e prendere i provvedimenti necessari. Se ci si lascia prendere dal panico e non si fa il gesto giusto si rischia di danneggiare strutture importanti, spesso vitali, o di peggiorare l'emorragia. Quando ci si trova in queste situazioni la prima cosa a cui si pensa è il paziente: «Se non riesco a fermare l'emorragia il malato muore, se faccio la manovra sbagliata può non svegliarsi o avere dei gravi deficit!». Ma è in queste situazioni che si valuta il vero chirurgo, quello che non si lascia prendere dalla paura o dall'ansia, ma che con sangue freddo fa la valutazione giusta e mette in atto le contromisure indicate.

Qualche volta la complicanza imprevista si manifesta alla fine dell'intervento o quando, dopo qualche ora, ti chiamano a casa perché il paziente sta peggiorando. Anche in questo caso la decisione da prendere deve essere immediata, non si può perdere tempo. In una medicina basata sugli esami strumentali, molto spesso, in questi casi, il chirurgo deve lasciarsi guidare dal suo intuito. Ricordo una volta in cui avevamo operato una giovane ragazza per un grosso tumore della regione soprasellare, cioè di quella parte dello spazio intracranico che sta sotto i nervi ottici. La piccola si era accorta del tumore per la comparsa di lievi disturbi visivi. L'intervento fu tecnicamente perfetto ma, durante il risveglio, ancora in sala operatoria, mentre ci si apprestava ad alleggerire l'anestesia, ci si accorse che le pupille erano completamente dilatate, midriatiche, cioè che i nervi ottici erano gravemente sofferenti. In questi casi, se non si rimuove subito la causa della sofferenza, la paziente diventa cieca. Decisi immediatamente di rimettere la paziente sul tavolo operatorio e riesplorare subito il campo chirurgico. I miei assistenti insistevano per fare una TC e capire cosa stesse succedendo, ma ero convinto che si sarebbe perso troppo tempo; qualunque fosse la causa della midriasi, avrei fatto prima a vederla con il microscopio operatorio. All'intervento non trovammo ematomi ma solamente il materiale emostatico che lasciamo sempre per prevenire un eventuale sanguinamento postchirurgico. Paradossalmente, l'aver trovato un campo perfettamente pulito non era un bene perché non ci permetteva di eliminare la causa della midriasi. Basandomi sempre sull'intuito, andando ancora una volta contro i suggerimenti dei miei assistenti che mi dicevano di richiudere e portare la ragazza a fare una TC, decisi di rimuovere tutto il materiale estraneo che avevamo lasciato, nella speranza che fosse la piccola spugna emostatica a disturbare i nervi ottici, benché non fosse mai successo in centinaia di interventi simili. Al risveglio, le pupille erano tornate normali e la paziente vedeva meglio di prima. Immaginate come avrei potuto dire alla madre che la figlia, operata per curare un lieve disturbo visivo, aveva perso la vista.

La storia che voglio raccontare adesso ha dell'incredibile ed è un esempio perfetto di cosa è la Neurochirurgia, di quanto siano complessi ma affascinanti gli interventi sul cervello, e di quanto in biologia nulla sia prevedibile con certezza.

È la storia di Fabio, un ragazzo di 35 anni, medico presso il nostro ospedale, amico di molti dei miei assistenti, molto amato da tutti. Gli fu scoperta una massa nel lobo temporale di sinistra, in prossimità delle aree del linguaggio. Il nostro cervello ha un'organizzazione molto complessa delle funzioni linguistiche, cioè di quelle funzioni che ci permettono di comprendere le cose che ci vengono dette, di pensare ciò che vogliamo dire, di produrre il linguaggio e di parlare correttamente, di capire cosa leggiamo, di sapere cosa scrivere. Schematizzando, possiamo ridurre le aree deputate a tutto ciò a due, una anteriore, localizzata nel giro frontale inferiore, e una posteriore, localizzata nel giro temporale superiore; entrambe solitamente a sinistra, l'emisfero dominante. La prima, detta area di Broca, ha un ruolo fondamentale nella produzione della struttura della frase; un danno di quest'area determina un'afasia espressiva: il paziente sa cosa deve dire ma non riesce a dirlo. La seconda, detta area di Wernicke, influenza invece la comprensione del linguaggio e l'ideazione delle frasi; una sua lesione causa una difficoltà nella comprensione della lingua scritta e parlata, detta afasia percettiva: il paziente non capisce cosa gli si dice e non sa cosa deve dire. Le due aree linguistiche sono interconnesse attraverso un fascio di fibre, il cosiddetto fascicolo arcuato. Per capire meglio la relazione tra la posizione della massa di cui Fabio era affetto e le aree del linguaggio fu effettuata una RM funzionale. Si vide che il tumore era incastrato tra le due aree del linguaggio e circondato dal fascicolo arcuato. La sua rimozione aveva, pertanto, un alto rischio di provocare una limitazione, parziale o completa, della capacità di parlare e di comprendere il linguaggio. Si decise di operare Fabio da sveglio in modo da poter testare continuamente le capacità di espressione e ideazione verbale, durante tutto l'intervento. Fu effettuata una lieve sedazione per permetterci di arrivare ad esporre il lobo cerebrale temporale di sinistra e, a quel punto, Fabio fu svegliato. Sappiamo che il cervello non ha recettori che diano percezione di dolore per cui, una volta incisa la cute, rimosso l'osso e aperta la meninge, si può proseguire tranquillamente l'intervento senza che il paziente senta dolore. La prima tappa dell'intervento, prima di iniziare la rimozione della massa, è consistita nell'individuazione, attraverso la neuronavigazione e grazie ai dati della RM funzionale, delle aree del linguaggio, in modo da pianificare l'asportazione chirurgica senza danneggiarle. Un secondo elemento di sicurezza è consistito, nel corso dell'asportazione del tumore, nella stimolazione, per mezzo di elettrodi, della corteccia cerebrale e dei fasci di fibre mentre il paziente parlava; per valutare la funzione del linguaggio, infatti, è necessario che il paziente ne attivi le aree, quindi parli, legga, riconosca alcune immagini che gli vengono mostrate ecc. Se la stimolazione avesse bloccato il suo discorso, avrebbe voluto dire che quella porzione di tessuto cerebrale era coinvolta nei meccanismi del linguaggio e non doveva essere toccata. Periodicamente, quindi, veniva effettuata una stimolazione delle zone verso cui dirigevamo il nostro intervento per valutare se la procedura era innocua e poteva proseguire o dovevamo interromperla. La sala operatoria era affollata da persone; alcuni controllavano i parametri e la tranquillità del paziente, altri si occupavano del controllo delle apparecchiature, altri erano attenti alle registrazioni dell'attività elettrica della corteccia; a questi bisognava aggiungere le infermiere e noi chirurghi. Malgrado ciò, il silenzio era assoluto. Si sentiva il rumore dei monitor e degli apparecchi di registrazione, la voce del chirurgo quando si rivolgeva alla ferrista, e, su tutto questo, la voce di Fabio che, tranquillamente, come se fosse a una recita scolastica, ci recitava Dante. Se qualcuno, ignaro del tipo di intervento, fosse entrato in sala, sarebbe rimasto per lo meno perplesso a vedere dei chirurghi che operano sul cervello di un paziente sveglio che recita poesie. La rimozione del tumore fu completa e le prime risposte sulla natura indicarono trattarsi di un tessuto benigno. Il decorso postoperatorio andò nel migliore dei modi: Fabio si svegliò perfettamente, con le funzioni linguistiche e motorie del tutto conservate. Tutto andò bene fino alla quinta giornata postoperatoria, tanto da far pensare di dimettere il paziente il giorno dopo poiché, a quel punto, una complicazione era praticamente impossibile. Il pomeriggio di quello stesso giorno, dopo avere fatto uno sforzo in bagno, improvvisamente, Fabio si paralizzò nel lato destro e rapidamente andò in coma. Una TC d'urgenza mostrò la presenza di un voluminoso ematoma, sopra i cinque centimetri, che occupava tutta la cavità chirurgica e comprimeva pericolosamente il cervello. Io mi trovavo nel mio studio per delle visite. La sala d'attesa era piena di gente quando arrivò un messaggio con le immagini della TC.

Dissi di portare subito Fabio in sala operatoria, chiesi scusa alle tante persone che aspettavano di essere visitate e corsi subito in ospedale. Rimuovemmo rapidamente la voluminosa emorragia, decomprimendo il cervello, ma le paure che il risultato dell'intervento fosse definitivamente compromesso erano tante. Fabio fu tenuto in sedazione farmacologica per due giorni, durante i quali nessuno avrebbe potuto fare un bilancio dei danni neurologici prodotti dall'ematoma. Bisognava soltanto confortare la giovane moglie e aspettare. Quando, al terzo giorno, entrai in camera sua, Fabio era sveglio, estubato, un po' confuso ma in grado di parlare correttamente e di muovere tutto! Confesso che guardando lui e la moglie, entrambi increduli di quel che stava accadendo, mi commossi; la tempestività dell'intervento aveva salvato Fabio!

Nella mia vita ho effettuato molte migliaia di interventi; ogni paziente operato, anche il caso più semplice, è stato una persona che mi ha dato la sua fiducia e si è affidata alle mie mani, una persona alla quale ho dato una parte di me stesso. Molti interventi li ho dimenticati ma tanti sono ancora chiaramente impressi nella mia memoria; alcuni, tuttavia, hanno qualcosa che li fa ricordare in modo più vivo. Uno di questi è il mio primo intervento, di cui ho già parlato. Un altro è l'intervento più lungo che abbia mai fatto; si trattava di un grosso angioma cerebrale e per la sua rimozione completa ci vollero tante ore di lavoro: dalle otto del mattino alle tre del pomeriggio del giorno dopo. Il paziente si svegliò abbastanza bene; noi chirurghi, e i familiari che aspettavano con ansia fuori dalla sala operatoria, stavamo un po' meno bene! Ci si chiederà come si possa operare per tante ore. Sicuramente si tratta di un grosso impegno fisico; ogni tanto ci si deve fermare per andare in bagno o per bere un bicchiere di acqua o di latte e zucchero attraverso una cannuccia che un infermiere ti infila sotto la maschera; una o due volte ricordo di essermi fermato appoggiandomi al microscopio e chiudendo gli occhi per qualche secondo (forse nessuno si è accorto che ho anche dormito!). Un altro intervento che ricordo per il suo forte contenuto emotivo è quello fatto a mia madre, 83 anni, affetta da una grave stenosi del canale spinale lombare che non la faceva più camminare. Dopo l'intervento, passati i dolori, mamma è vissuta fino a 94 anni riuscendo nuovamente a camminare bene.

Quando si opera al cervello una delle preoccupazioni più grandi è sempre quella che il paziente possa svegliarsi con dei deficit neurologici. Dobbiamo tener sempre presente che qualunque funzione neurologica è importante e che qualunque deficit sarà vissuto come una grave menomazione. Tante volte non si dà importanza al fatto che il paziente possa perdere una funzione apparentemente poco rilevante, come, ad esempio, l'olfatto. Ma provate a fare una passeggiata in un parco, a primavera, e pensate a cosa perdereste se vi fosse tolta la possibilità di sentire il profumo dei fiori nell'aria; o pensate a quando, camminando per una strada, all'improvviso, siete assaliti da un profumo dolce e intenso di gelsomini o di zagara, e voi neanche sapete da dove venga: quanti ricordi accende nella vostra mente, di vacanze estive, di viaggi in posti lontani, di persone che un tempo vi sono state care! Anche semplicemente perdere l'olfatto è perdere una parte della nostra vita! E lo stesso succede se dopo un intervento il paziente non ha l'equilibrio, o vede doppio o, peggio ancora, se non vede affatto. Non sempre un intervento al cervello può risparmiare tutte le funzioni neurologiche ma lo sforzo del chirurgo deve sempre essere massimo e l'attenzione a rispettare ogni struttura non deve mai calare.

Nel corso di un intervento, ci si può trovare davanti a difficoltà che sembrano insuperabili. Si prova in tutti i modi a realizzare il progetto iniziale ma non ci si riesce. Ho imparato, nel corso degli anni, che, in questi casi, bisogna modificare il punto di vista, cambiare la strategia, analizzare il problema da risolvere con occhi nuovi. Allora, improvvisamente, la soluzione può apparire più semplice, il risultato chirurgico più facilmente raggiungibile. In un volumetto affascinante e suggestivo, *Il Sogno*, per rendere comprensibile la rotazione della terra e confermare la teoria copernicana, Keplero cercò di cambiare il proprio punto di vista e di guardare la terra dalla luna. Immaginò, allora, di volare per il cielo, arrivare sulla luna, guardare la terra e da lì osservarne le varie fasi di rotazione, come immagineranno secoli dopo gli scrittori di fantascienza e come vedranno davvero gli astronauti che voleranno verso la luna. Ogni cosa ha sempre diversi punti di lettura; imparare a guardare un problema da punti di vista differenti, o, di fronte a una difficoltà, cercare un punto di vista inusuale, è forse la chiave stessa dell'intelligenza e di una mente aperta, non solo in chirurgia ma spesso anche nella vita.

Fin da quando ho visto operare per la prima volta mio padre ho capito che la chirurgia deve essere anche bellezza ed eleganza. La pratica della Neurochirurgia mi ha rafforzato in questo convincimento. C'è eleganza nel gesto del chirurgo, e c'è bellezza in un campo chirurgico dal quale si è riusciti a rimuovere un tumore o a eliminare una malformazione vascolare che rompendosi avrebbe potuto far morire un essere umano. C'è bellezza tutte le volte in cui facciamo qualcosa che aiuta il prossimo. Tutto il nostro mondo è permeato di bellezza e simmetria, basta guardarsi attorno per scoprirlo negli elementi della natura e nelle opere dell'uomo, dalle conchiglie del mare, ai semplici fiori di campo, a un cielo stellato, alle opere degli artisti e dei costruttori di tutti i tempi. Copernico e Keplero hanno descritto «l'armonia delle sfere celesti», e anche una scienza apparentemente arida, come la fisica, è profondamente permeata di bellezza. L'inglese Paul Adrien Maurice Dirac, considerato da molti il più grande fisico del XX secolo dopo Einstein, in un testo dedicato a *La bellezza come metodo*, ha scritto: «La teoria della relatività ha introdotto la bellezza matematica nella descrizione della natura». Semir Zeki, il fondatore della neuro-estetica, ha visto che le equazioni matematiche ritenute belle da una serie di scienziati attivano una parte specifica del cervello emozionale (la corteccia orbito-frontale mediale), la stessa che viene accesa dalla grande pittura, dalla grande musica. E più è considerata bella la formula, più intensamente si attiva quest'area. E più semplice è la formula, più è considerata bella. Tutto ciò rivela un legame affascinante ed enigmatico tra l'organizzazione del nostro cervello e l'armonia del mondo in cui viviamo.

Anche in chirurgia quanto più il gesto è semplice ed elegante tanto più l'intervento è rapido ed efficace, in armonia con tutto ciò che regola le leggi del nostro mondo. Come diceva George Sand, «la semplicità è l'ultimo traguardo dell'esperienza e l'ultimo sforzo del genio».

Una delle domande che mi vengono fatte quando si parla di Neurochirurgia è se per fare questo mestiere ci vogliono caratteristiche particolari. La prima risposta che mi viene in mente è che della Neurochirurgia bisogna essere proprio innamorati, fare il neurochirurgo non è un lavoro che può essere fatto in modo «tiepido». In un certo senso questo vale per tutte le chirurgie, perché tutte richiedono un grande impegno fisico e mentale. La Neurochirurgia ha, in più, un tasso di complessità e di rischio che non ha nessun'altra chirurgia, ma anche il fascino di farci lavorare sull'organo sicuramente più importante del corpo umano! Naturalmente ci vuole anche una dote naturale, che è quella che differenzia un buon chirurgo da un chirurgo meno bravo, e cioè un'abilità e un'eleganza manuale che se non la si ha è difficile acquisirla.

Il lavoro del neurochirurgo necessita, inoltre, di una concentrazione e di un autocontrollo che rasentino quasi la freddezza, per mantenere un'attenzione costante, in qualsiasi condizione di stress, anche per molte ore, su interventi spesso molto lunghi. Per sopportare responsabilità del genere bisogna avere davvero una grande serenità e una straordinaria forza interiore.

Sono molto contento che, finalmente, oggi in Neurochirurgia vi siano molte donne che, con intelligenza e grande volontà, affrontano le sfide di questa specialità così complessa con notevoli risultati, dimostrando capacità che le stanno portando a ricoprire i ruoli più prestigiosi.

Nel corso della mia vita universitaria ho avuto tanti allievi, molti ancora legati a me, molti andati altrove. Ovunque li porterà la vita, sono sicuro che porteranno con sé qualcosa che io gli ho insegnato. Insegnare è un mestiere difficile. Chi ha questo compito ha il dovere di trasmettere il frutto della propria esperienza, cercando di farlo non come un'imposizione intellettuale, ma piuttosto con l'esempio, insegnando l'importanza del ragionamento, in modo da trasmettere non solo la saggezza accumulata in tanti anni ma anche la capacità di superarla per andare ancora oltre e far sì che la conoscenza progredisca sempre. La cosa importante è riuscire a trasmettere un'idea, l'idea della Neurochirurgia come confronto continuo, come conoscenza sempre in evoluzione, come sapere che nel momento stesso in cui lo si codifica è già da considerare superato.

Sapere insegnare significa anche non spegnere l'entusiasmo che ognuno dei ragazzi ha quando si iscrive a Medicina o quando entra in una scuola di specializzazione. L'entusiasmo, per un giovane, è essenziale; senza di esso non si possono affrontare prove difficili e rischiose e neanche cercare strade innovative. Insegnare la Neurochirurgia significa anche far capire l'importanza della prudenza, che non deve essere mai paura bensì capacità di saper capire quando certe scelte possono essere pericolose, quando si deve accelerare, ma anche quando è necessario frenare. Ma la saggezza è frutto dell'esperienza, e per questo i buoni maestri sono importanti, prima che l'allievo diventi, oltre che bravo, anche esperto. Spero di aver saputo trasmettere tutto questo ai miei giovani allievi e che in questo modo abbiano imparato a reggere il peso di una professione straordinaria.

A un giovane che vuol fare il neurochirurgo dico che questo mestiere va amato e non può essere un ripiego. Deve essere cosciente che, soprattutto oggi, fare il neurochirurgo significa andare incontro a molti problemi e a tanti sacrifici, che solo con la passione si potranno superare. Chi intende avvicinarsi alla Neurochirurgia deve anche studiare molto e imparare il più possibile, perché il cervello è estremamente complesso e le malattie che lo colpiscono sono tante; questo è un dovere che abbiamo verso quelle persone alle quali dedichiamo il nostro lavoro e che da noi vogliono essere curate. Facciamo un lavoro troppo difficile per non affrontarlo con una preparazione lunga e completa! Un neurochirurgo deve aver presente che sarà sempre chiamato a un lavoro pesante, ma anche che, se farà questo lavoro con serietà e dedizione, avrà la soddisfazione di fare la più bella professione del mondo e, spesso, avrà la gratitudine dei pazienti. Per fortuna non c'è solo dolore!

Dice papa Francesco: «Ciascuno è immensamente sacro e merita il nostro affetto e la nostra dedizione. Perciò se riesco ad aiutare una sola persona a vivere meglio, questo è già sufficiente a giustificare il dono della mia vita».

A un giovane consiglio anche di impegnarsi

nella ricerca, perché il fascino di contribuire all'evoluzione della medicina ripaga di qualunque sacrificio; è importante che tenga presente che fare ricerca significa anche lavorare per aiutare chi sta male, cercando di trovare vie nuove per ridurre le sofferenze e migliorare la qualità e la durata della vita di molte persone. Ma deve essere un impegno di noi maestri insegnare ai giovani la dedizione, la passione verso la ricerca e la capacità di una continua osservazione critica dei fenomeni biologici, perché è presumibile che agenti la cui natura oggi non riusciamo nemmeno a immaginare possano essere la chiave per la comprensione di ulteriori malattie. Come dice Amleto a Orazio, «vi sono più cose in cielo e in terra di quante non ne sogni la tua filosofia»; e come ha osservato Albert Einstein, «la natura è maledettamente strana». Ma deve essere in qualche piega di questa dannata stranezza che scopriremo le cause delle malattie che ancora non comprendiamo. E in questo, solamente la ricerca potrà aiutarci!

In questo libro ho cercato di narrare, come se conversassi amabilmente con un amico, la storia di un grande amore, quello mio per la Neurochirurgia, e ho cercato di far capire che ogni lavoro deve essere affrontato con passione, che non si deve mai essere tiepidi davanti a una scelta, ma farla col cuore, e allora si è ripagati. Il mio sogno più bello è che tra gli studenti in Medicina che leggeranno questo libro qualcuno possa essere spinto a ripercorrere la strada qui indicata e che grazie al suo lavoro altri pazienti possano trovare la guarigione e altri campi inesplorati possano essere investigati.

Alla fine del libro, vorrei tornare con la memoria a quel piccolo bambino che, con il naso all'insù, guardando cadere la neve, si chiedeva come sarebbe stato il suo futuro. Gli risponderei che è stato un percorso di vita lungo e faticoso, ma che lo ripercorrerei di nuovo tutto, anno per anno, da quei momenti all'oratorio di un piccolo paese a quello che sono oggi, con le tante gioie e i tanti dolori che lo hanno scandito, perché la vita, per fortuna, un po' alla volta, elimina tutto ciò che vi è di negativo e lascia solo l'amore che ognuno di noi ha meritato e ha ricevuto. E il bilancio più bello della mia vita è che, alla fine, mi trovo circondato da tanto amore, quello che si dimostra ogni giorno, pieno di tenerezza e di smarrimento, come quando ci si perde con il naso all'insù, in un meraviglioso cielo di stelle.

11

Diario di due anni

Fulmine Tortu, forza e cervello fanno l'impresa

Mercoledì 2 marzo 2022
In momenti tristi, forse fa bene ricordare una cosa bella, la finale olimpica della staffetta 4x100.

In pista otto nazioni, l'Italia è in settima corsia. L'ultimo staffettista, Filippo Tortu, aspetta e si guarda intorno mentre la retina invia continue informazioni alla corteccia visiva, dagli atleti accanto a lui alla pista che dovrà percorrere andando sempre più veloce. L'amigdala, il centro delle emozioni, produce paura, gioia, ansia, scariche continue al surrene. L'area della corteccia prefrontale, il direttore d'orchestra del cervello, vorrebbe partire subito, prima di quanto non faranno gli altri, ma ancora non è il momento.

Finalmente c'è il segnale di partenza. Dentro la testa di Filippo, milioni di contatti tra i neuroni si attivano perché tutto possa funzionare al massimo. Il cervelletto fa sì che la coordinazione del corpo sia perfetta, mentre gli occhi seguono la corsa dei primi tre italiani. Lorenzo Patta parte veloce ma con Marcell Jacobs l'Italia sembra prendere la rincorsa; e vola anche Faustino Desalu, mentre disegna una curva prodigiosa per portare il testimone a Tortu, perché vada più veloce del vento. Ed è allora che Filippo, mentre scatta in avanti, distende il braccio sinistro indietro, per ricevere il testimone, con un passaggio perfetto. E il cervello gli dice: «Vai», e lui si distende e comincia la sua corsa.

La retina segnala che Blake, il britannico, è in netto vantaggio e guida la corsa; l'amigdala dà un segnale di allarme e richiede ancora tanta adrenalina, come se fosse benzina per il motore. Altrimenti la corsa è persa. Dalla corteccia sempre più impulsi scendono alle gambe che, falcata dopo falcata, sembrano appena sfiorare il terreno, mentre l'atleta inizia un'incredibile rimonta e, come scrisse Gianni Brera di Pietro Mennea, «*il suolo sembra fuggire sotto di lui*». È rimasto solo un uomo davanti ma la mente, in debito di ossigeno, comincia a vacillare. Il cervello dice al cuore: «*Ancora più sangue*». «*Più di così non posso*» risponde il cuore al cervello «*adesso dipende tutto da te.*» Con un ultimo sforzo, l'atleta in azzurro si tuffa verso la fotocellula, con il capo proteso in avanti e le braccia aperte, il sinistro un po' più in basso, il destro più sollevato, quasi in un volo d'angelo sbilenco, per produrre l'ultima spinta che lo porti avanti all'inglese, anche se di un solo centesimo di secondo, quel centesimo di secondo che potrà significare il passaggio dalla delusione alla gloria.

Filippo si porta le mani alla testa, incredulo. Si accende il tabellone con il nome «Italia» e un numero magico, 37"50, e allora il cervello capisce che più veloce di loro non c'è stato nessuno. L'atleta solleva le braccia al cielo, si accendono i centri della gioia, si libera la dopamina, l'ippocampo fissa in modo indelebile questi momenti là dove riposano le memorie più belle. La corteccia prefrontale segnala che la corsa è finita, ci si può fermare e piangere di gioia per una delle imprese più straordinarie dello sport italiano. Il quartetto è tutto d'oro, come Pietro Mennea a Mosca, come Livio Berruti alle Olimpiadi del 1960 a Roma, sessantun anni prima, ricordi che ancora ci commuovono e ci toccano il cuore.

Così la coscienza dà forma alla nostra realtà

Mercoledì 30 marzo 2022

La coscienza è l'espressione massima dell'attività del nostro cervello, quella capacità che ha ognuno di noi di percepire il mondo che ci circonda e di sentirsene parte, la consapevolezza di sé e la capacità di riflettere sui propri pensieri, sulla propria vita passata, sul presente, sul mondo in cui siamo. La coscienza, molto semplicemente, è ciò che c'è quando si prova qualcosa, senza la coscienza non esisterebbe nulla. Nel linguaggio comune, coscienza indica anche una valutazione morale del proprio agire, e ci eleva alla trascendenza, alle bellezze astratte e morali.

Pur così complessa, la coscienza è estremamente fragile e variabile, perché basta subire un'anestesia per farla scomparire, perché ogni volta che ci addormentiamo, ogni notte, progressivamente si spegne, e dentro di noi l'intero universo scompare, vanno via i suoni, i colori, il mondo che ci circonda ed è come se non esistessimo più neanche noi stessi. Ma basta svegliarsi perché tutto improvvisamente ritorni, esattamente come prima, come se nulla fosse successo. Miracolosamente, così, senza sforzo, ogni mattino la coscienza si attiva da sola, milioni di persone si riaffacciano alla vita, ridiventano consapevoli della loro esistenza. Scrive Marcel Proust nella *Recherche*: «*Un uomo che dorme tiene in cerchio intorno a sé il filo delle ore, l'ordine degli anni e dei mondi. Svegliandosi, li consulta istintivamente e vi legge in un attimo il punto della terra che occupa, il tempo che è trascorso fino al suo risveglio*».

Grazie alla coscienza la mente costruisce per noi una rappresentazione del mondo che ci circonda. Genera tutto ciò che noi percepiamo come reale, all'esterno e all'interno di noi stessi. E quando la coscienza viene a mancare, scompare pure il mondo.

Anche se la coscienza è qualcosa di astratto, ben diversa dalla materia, sicuramente della materia ha bisogno. Da un lato c'è il cervello, soggetto alle leggi della fisica, dall'altro il mondo della consapevolezza, dell'amore e della malinconia. Questi due mondi sono in stretta relazione, come dimostra drammaticamente un'emorragia che, scompaginando la struttura del cervello, all'istante si porta via la nostra mente.

E tutto questo è straordinario, come straordinario è tutto ciò che riguarda il nostro cervello, il meglio che la natura e l'evoluzione siano riusciti a fare.

E allora sfruttiamola questa coscienza per costruire un mondo migliore, senza malattie, senza povertà, senza discriminazioni, con una più equa distribuzione delle risorse, rispettando la natura, bandendo le guerre. Non dimentichiamo che siamo esseri piccolissimi al limite della vastità dell'universo ma che Colui che ci ha creati ci ha dato la qualità più straordinaria in tutta la storia della vita, la nostra coscienza. E ce l'ha data perché la usassimo bene.

La libertà dell'uomo

Mercoledì 13 aprile 2022
La guerra che sta incendiando l'Europa ci fa riflettere su uno dei più grandi doni che la scelta di un metodo democratico ci ha dato: la libertà di esprimerci e di autodeterminarci. Ma noi, come singole persone, siamo liberi nei nostri pensieri, nei sentimenti e nelle decisioni? Esiste un libero arbitrio, oppure è tutto falso e la nostra libertà non è che illusione? Come sempre, è nei modi di funzionare della nostra mente che dobbiamo cercare una risposta. Innanzitutto la scienza ci dice che sono la cultura e l'insieme di conoscenze che ognuno di noi liberamente acquisisce nel corso della vita a fare di ciascuno un'entità unica, differente da qualunque

altra. E questo è un grande esempio dell'assoluta libertà concessa alle donne e agli uomini, liberi di modellare il loro cervello dal vivo, come vogliono loro, con l'impegno che decidono di metterci.

E ancora, un funzionamento peculiare della nostra mente lo troviamo nella capacità di memorizzare soltanto le cose che riteniamo importanti, che ci stupiscono, realizzando una scelta, selezionando. E ciò a differenza di un computer che deve raccogliere tutte le informazioni che riceve, senza saper dare ad esse un significato, senza riceverne emozioni. E in questa selettività della mente sta un'altra grande manifestazione della *libertà* dell'uomo.

Ma è nei meandri della coscienza che l'uomo trova la sua vera *libertà*: siamo liberi perché scegliamo consapevolmente e agiamo senza costrizioni. Ma, per molti scienziati, questa libertà è solo apparente, non esiste. Si è visto che, nel perseguimento di un compito, certe regioni del cervello si attivano qualche centinaio di millisecondi prima che la decisione diventi cosciente, e sarebbe questa la prova che nessun atto volontario e nessuna decisione dipendono realmente da noi e che il libero arbitrio non esiste. Ma se così fosse, cosa resterebbe dei concetti di moralità e di responsabilità su cui basiamo tanto della nostra vita?

Se ci pensiamo, ogni operazione della mente mette in gioco una tale quantità di circuiti cerebrali che ci vuole un certo lavorio prima che essa possa diventare cosciente. Anche se questo può sembrarci strano, il cervello si è evoluto così perché era il miglior modo per sopravvivere. Per questo ha ritenuto che alcune informazioni non fossero essenziali e le ha rese automatiche. L'io cosciente rappresenta solo una piccola parte della nostra attività mentale. Le nostre azioni, i nostri convincimenti, i nostri pregiudizi, sono tutti guidati da reti cerebrali alle quali non sempre abbiamo un accesso consapevole, ma che fanno parte della nostra vita e attingono ai nostri ricordi, alle nostre esperienze e ai nostri giudizi passati. E su questo trova un fondamento forte il nostro agire con libero arbitrio.

Dice Edoardo Boncinelli: «*Siamo abbastanza liberi per la semplice ragione che siamo troppo complicati*». Il nostro sistema di miliardi di neuroni tra loro continuamente comunicanti non potrebbe essere governato da un'unica entità, esterna a noi stessi. E come, poi? Troppi i fattori in gioco e, in tutta franchezza, è questo che, rendendoci liberi, ci fa anche moralmente responsabili.

Così libri e arte mettono il turbo alla memoria

Mercoledì 11 maggio 2022

La memoria non è soltanto un processo mentale. È anche fatta di «*cose*» che la preservano e la ravvivano. Un ruolo fondamentale l'hanno i racconti. Scriveva Elie Wiesel: «*Dio creò l'uomo perché gli piacciono le storie*». Un tempo, prima della scrittura, con il racconto si è evoluta la nostra civiltà. Raccontiamo, inventiamo, facciamo rivivere esperienze vere o fantastiche, non arrestiamo mai la nostra fantasia e le nostre cellule cerebrali, e il racconto serve a tramandare le storie, a evitare che se ne perda la memoria.

Anche l'arte, col potente mezzo delle immagini, narra la memoria collettiva degli uomini, la loro storia, insieme alle emozioni, alle paure e alle speranze che gli artisti hanno riproposto nella fuga di colonne di un tempio, sui muri di grotte nascoste o sulle pareti delle chiese. E nella crudeltà delle guerre, proprio per eliminare la continuità e la tenacia della memoria, ci si accanisce a distruggere le opere che, come simbolo, tramandano l'anima del popolo sconfitto, lasciando solo tenebre.

Tra «*le cose della memoria*», un valore rilevante lo hanno anche i libri, con le biblioteche che li conservano, «*i granai pubblici dove si ammassano le riserve dello spirito*», come le definiva Marguerite Yourcenar. Il libro, nascosto in qualche scaffale, è il luogo dove il racconto dei fatti, in ogni istante, permette di richiamare la memoria del mondo. I libri cambiano la nostra mente e i nostri ricordi: mentre leggiamo, il cervello si modifica, reti neurali si strutturano, aumenta la connettività in molte aree, acquisiamo la capacità di metterci nei panni degli altri, di capire i loro comportamenti e i loro stati mentali, intuiamo cose che dipendono da fatti lontani, accaduti ai protagonisti, nel loro tempo. Preservando la memoria delle cose, le pagine ci parlano di una cultura lontana, ma ancora parte di noi, che ci permette di capirci meglio. I libri dei grandi classici, come il latino o il greco studiati a scuola, ci raccontano storie che si ripetono, immutate, ancora oggi; ci narrano come la nostra civiltà si è evoluta, sulla base di valori che la nostra mente ancora oggi riconosce, e ci aiutano a costruire una coscienza morale che nell'esempio del passato trova spiegazioni che l'oggi può anche non essere in grado di dare. Se è vero che il nostro cervello si costruisce lungo tutta una vita, un romanzo aumenta le esperienze che la nostra vita, da sola, non può riuscire a darci. Le letture ci trasportano in altri mondi, ci fanno sentire protagonisti di tante storie, colgono, nel bene e nel male, i segreti dell'anima umana, ci fanno capire le nostre menti come forse da soli non saremmo mai capaci di fare.

Diceva Aleksandr I. Solženicyn: «Sfoglio gli antichi saggi e vi trovo i miei pensieri più moderni». Tristi i Paesi i cui governanti non sanno «leggere» nelle cose della memoria l'essenza della nostra umanità.

La virtù di Piero, capace di salvare vite umane

Domenica 14 agosto 2022

Purtroppo se n'è andato un grande uomo e un grande amico della scienza.

Piero, nel corso della sua vita, aveva capito, non solo quanto la scienza fosse importante e quanto la nostra fosse l'era del progresso scientifico, ma anche quanto fosse necessario diffondere il significato del metodo scientifico.

La scienza non propone mai verità assolute, ma ciò che propone è sempre più valido di qualunque affermazione alternativa, in quanto risultato di un percorso rigoroso in cui il controllo della riproducibilità del dato e il confronto nell'ambito della comunità scientifica permettono una verifica costante e un avanzamento continuo. Richard P. Feynman,

Nobel per la Fisica nel 1965, ha definito la scienza «*la più grande avventura dei nostri tempi*».

Piero aveva capito come la scienza fosse una delle espressioni massime della nostra cultura, del progresso dell'umanità di cui ognuno di noi fa parte e al quale ognuno di noi, nel suo piccolo, col suo lavoro, partecipa. La scienza, la grande scienza, è come la vita, qualcosa che ci succede, e che ci porta avanti. La scienza siamo ognuno di noi.

Divulgare la scienza significa cercare di spiegare tutto questo, cercare di far capire, dare certezze, eliminare le paure. Ma significa anche informare in modo corretto e dare elementi corretti per fare la scelta giusta. Perché non sempre questo incredibile progresso della scienza, in tutti i campi in cui si verifica, ma soprattutto nella Medicina e nella Biologia, viene apprezzato e accolto con animo sereno. Spesso ci si trincera dietro falsi convincimenti, teorie antiscientifiche che mettono in crisi e in pericolo una società intera, come purtroppo abbiamo visto accadere con i vaccini.

E Piero Angela tutto questo lo ha fatto, con correttezza, con signorilità, senza polemica, rimanendo sempre fortemente ancorato al rigore scientifico.

Sicuramente la cultura scientifica nel nostro Paese è cresciuta molto in questi anni, e ciò grazie al lavoro di Piero e di chi, come lui, si impegna costantemente a diffondere i progressi che giorno dopo giorno, utilizzando il metodo scientifico, vengono raggiunti nei laboratori, nei centri di ricerca, negli osservatori astronomici e in ogni luogo in cui qualcuno si impegna con rigore a portare avanti la conoscenza. E per questo dobbiamo dire un grazie enorme a Piero Angela perché certamente, a lui, alla sua attività di divulgatore serio e credibile, molte persone debbono l'avere affrontato con fiducia una cura o un percorso terapeutico che con molta probabilità gli ha salvato la vita.

Quando se ne va uno come Piero Angela è come se bruciasse un archivio di conoscenza e tutti ci sentiamo culturalmente più poveri.

Longevità

Mercoledì 21 settembre 2022

Secondo i dati ISTAT, l'età media della popolazione italiana si allunga, fenomeno che si associa a una forte denatalità. La nostra società invecchia e, necessariamente, le emergenze sociali e politiche si focalizzano sul sistema pensionistico, sul finanziamento del *welfare* e, in modo particolare, sul sistema sanitario.

Un rapporto dell'ONU del settembre 2021 si chiedeva: «*Aging populations: We are living longer lives, but are we healthier?*». In pratica: l'aumento della durata di vita si accompagna anche a una salute migliore?

Certamente la longevità è un grande regalo che la scienza ci fa. Se viviamo più a lungo è perché, grazie alle scoperte scientifiche, invecchiamo meglio superando le insidie dell'età di mezzo. Andando avanti con gli anni, tuttavia, arrivano le malattie della terza età, cardiovascolari, oncologiche, dismetaboliche, neurodegenerative, polmonari croniche, articolari ecc. Le donne, in particolare, vivono di più ma l'aumento della longevità lo pagano con una peggiore salute. Un aspetto cruciale del problema è come, in un mondo che vede prolungarsi sempre più la durata della vita, si possa invecchiare conservando intatte le funzioni cognitive, cioè invecchiare con un cervello «*giovane*».

Se non vogliamo che i nostri sistemi di *welfare* collassino di fronte alla pressione di milioni di anziani bisognosi di sempre più cure e sostegno, è necessario un cambiamento delle politiche sanitarie.

I quattro punti schematicamente riportati sotto possono aiutarci.

1) La scienza ci dice che prevenire le malattie è

più efficace e meno costoso che curarle. Il primo punto, pertanto, deve basarsi sul migliorare l'attività di prevenzione, grazie a incrementi degli screening per fasce di età, e su politiche che portino a ridurre abitudini pericolose per la salute (fumo, alcol in eccesso, sostanze illegali ecc.). Un euro speso oggi in prevenzione significa 10, 20 o 100 euro risparmiati in futuro.

2) Fare un'azione di informazione continua sui vantaggi legati ai corretti stili di vita. Da qualche anno la ricerca ha segnalato che su questi fattori si può impostare un'importante strategia per vivere a lungo e con un cervello attivo. L'osservazione delle regole elementari della buona salute, come fare attività fisica, mangiare poco e sano, dormire a sufficienza, ridurre lo stress, fare attenzione alla corretta funzione del sistema cardiocircolatorio, può ridurre fino al 35% il rischio di demenza. E questo fa bene, oltre che al cervello, anche al cuore.

3) Attenzione alla medicina di genere, creando percorsi attenti alle differenze, nella manifestazione delle malattie e nelle modalità di cura, tra uomini e donne, con ospedali dedicati.

4) Incentivare investimenti nella ricerca che mirino alla migliore conoscenza delle modalità di

prevenzione, diagnosi e terapia precoce, e alle specificità di genere.

Così il cervello governa il nostro libero arbitrio

Mercoledì 12 ottobre 2022

Per la rivista «Science», tra le cose che non conosciamo al primo posto c'è l'universo e subito dopo la coscienza. Tra gli aspetti della coscienza c'è il libero arbitrio, centrale nei rapporti sociali e della responsabilità. Per il senso comune il bene e il male sono scelte coscienti e pertanto ne siamo responsabili. Da sempre, tuttavia, si levano dubbi al riguardo. Diceva Lucrezio: «*Se ogni moto è sempre legato ad altri... e quello nuovo sorge dal moto precedente... quando decide la mente?*». In pratica, la cosiddetta libertà della volontà è realtà o un'illusione?

Un recente libro di Arnaldo Benini, *La neurobiologia della volontà*, aggiunge dubbi alla libertà dei processi decisionali. Innanzitutto perché, se per la scienza le sorgenti del comportamento sono nel cervello, e non possiamo volere e fare altro che ciò che i meccanismi cerebrali decidono, in che senso siamo liberi e responsabili? E poi per i seguenti dati scientifici. Il neurofisiologo Benjamin Libet, nel 1983, registrando l'attività cerebrale per mezzo di elettrodi posti sul cranio (EEG), osservò che circa mezzo secondo prima di muovere un dito, prima ancora che il soggetto ne abbia consapevolezza, alcune aree del cervello sono già attive. Più di recente, studi con risonanza magnetica funzionale hanno mostrato che, quando si prende una decisione, alcune aree cerebrali si attivano 7-10 secondi prima che se ne abbia coscienza. La conclusione che ne trassero è che le nostre decisioni non scaturiscono da una libera volontà ma da segnali provenienti dal fluire continuo e inconsapevole della nostra attività cerebrale.

Alla prima osservazione si può facilmente obiettare che le reti neurali, per gran parte, le forgiamo noi con i comportamenti, con ciò che apprendiamo, con l'impegno di ogni giorno della vita. È così che la natura realizza il progetto umano. Se la volontà e il libero arbitrio presuppongono l'attività indispensabile di uno specifico meccanismo nervoso, siamo noi a esserne responsabili e quindi dobbiamo sentirci pienamente artefici delle nostre azioni.

I lavori di Libet e dei suoi seguaci, da parte loro, hanno il grande pregio di indagare uno tra i più complessi misteri della mente, la libera volontà.

I modelli sperimentali da loro adottati appaiono tuttavia troppo semplici per poter spiegare processi decisionali complessi che coinvolgono aree della razionalità, dell'emotività e della moralità, di cui neanche conosciamo i meccanismi di base o la sede delle aree coinvolte. In pratica, la volontà, tra le cose più complesse della mente, rimane ancora un mistero. E allora, fino a prova contraria, continuiamo a sentirci pienamente responsabili, nel bene e nel male, delle nostre azioni. Con buona pace di chi fa le guerre, il senso morale esiste e corrisponde a quella «*legge morale dentro di noi*» che per Kant è una delle meraviglie dell'universo, ma che qualcuno, al momento, sembra avere smarrita.

Dove nascono i pensieri?

Mercoledì 21 dicembre 2022

Il nostro cervello è un capolavoro sconcertante, la cosa di gran lunga più bella che si sia scoperta nell'universo. Certamente ciò che sappiamo di lui è ancora una minima parte e questa grandiosa impresa della scienza è ancora all'inizio, ma già quello che abbiamo visto fin qui ci riempie di stupore e di meraviglia.

Nel cervello sono racchiuse la nostra mente, i nostri ricordi, le nostre passioni. Ma quando gli uomini hanno cominciato a prenderne coscienza? Chi è stato per primo, con coraggio, ad aprire un cranio e toccare con mano la struttura biologica più complessa dell'universo? Quando ci si cominciò a chiedere da dove nascano i pensieri?

Aristotele aveva posto nel cuore, non nel cervello, l'origine della mente; e ancora oggi attribuiamo al cuore funzioni che sono proprie della mente. Ma prima di lui, svariati secoli prima di Cristo, Ippocrate di Cos affermava che è il cervello, e non il cuore, che pensa, che ragiona e che si commuove; sviluppò la teoria degli umori secondo cui quattro liquidi trasmettono i messaggi emotivi del nostro corpo e da loro derivano il buonumore o la malinconia. La sua teoria tenne sino al Rinascimento, quando Gregor Reisch descrisse nel cervello tre ventricoli: il primo raccoglie le informazioni del gusto, dell'olfatto, della vista e dell'udito, e i suoi recessi si chiamano fantasia e immaginazione; nel secondo sono localizzate le facoltà del pensiero e della previsione; il terzo garantisce il deposito dei ricordi, come se fosse un magazzino. Si cominciò a capire cosa fa la mente, ma si era ancora lontani dal capire come lo fa.

Il Rinascimento fu un periodo di effervescenza artistica e scientifica. Leonardo (1452-1519) fece dissezioni di corpi per trarne immagini del cervello, e Andrea Vesalio (1514-1564), col *De humani corporis fabrica*, un'enciclopedia di quasi 700 pagine, descrisse minuziosamente l'anatomia del cervello umano. Ma chi, affascinato dal mistero delle idee, si chiese da dove esse venissero, fu Cartesio (1596-1650). Capì che il cervello è il telaio dove si imprimono i ricordi, ma allo stesso tempo la sua concezione dell'anatomia e della funzione rimase primordiale: nervi come tubi sottoposti alla pressione degli spiriti animali che agiscono sulla ghiandola pineale, e organi d'aria la cui pressione regola la coscienza e il sonno. La grande svolta verso la modernità si deve a Thomas Willis (1621-1675), medico e professore a Oxford. È lui che a metà del XVII secolo capì che i ventricoli contengono semplicemente un fluido che raccoglie i rifiuti del sistema nervoso, mentre sono i ripiegamenti della corteccia cerebrale ad essere importanti per la nostra mente. Nel 1664 pubblicò un trattato di anatomia cerebrale che rimase per quasi due secoli la bibbia dei neurologi, e nel *De anima brutorum*, spiegò che sono i ripiegamenti della corteccia i custodi dei nostri pensieri e delle nostre azioni coscienti.

La mente e il pensiero cominciavano, finalmente, a essere compresi.

Il sole e le piante, l'energia vitale del nostro cervello

Mercoledì 4 gennaio 2023
Il nostro Paese per progredire ha bisogno di energia, ma negli ultimi tempi l'approvvigionamento energetico è diventato un problema e ha riempito le prime pagine di tutti i giornali. Energia ed elettricità, energia e produttività, tutto gira intorno a queste parole.

Anche il cervello, come ogni grande industria, progredisce perché usa energia per avere elettricità e mantenere vitali le sue cellule. Funziona, infatti, grazie a connessioni di natura elettrica e sono queste che ci permettono di sentire il mondo, muoverci, comunicare, o semplicemente essere. Produce potenziali elettrici che correndo lungo le sue fibre tengono attive le reti neurali da cui vengono tutte le sue funzioni, dal pensiero di Dio al gusto dell'uva.

L'energia il cervello la ricava da due sostanze molto importanti, l'ossigeno e il glucosio, che gli giungono in continuazione col sangue che lo irrora. Dal glucosio prende il 99% dell'energia, ma ha bisogno continuamente di ossigeno per esplicare le sue funzioni metaboliche.

Il glucosio lo trova nelle sostanze con cui ci alimentiamo tutti i giorni. Per l'ossigeno la scienza ci racconta una bella favola che lega insieme tante cose per noi importanti, il sole, le piante e il nostro cervello. Da una parte, a 150 milioni di chilometri di distanza, c'è il sole, la principale fonte di energia del nostro pianeta, da cui dipende la nostra vita, dall'altra c'è la terra, piena di piante verdi. L'uno con una temperatura di superficie di circa 5500 °C, l'altra con una temperatura media di 15 °C. Quando un raggio di luce partito dal sole raggiunge la foglia verde di una pianta si realizza una reazione chimica, la fotosintesi clorofilliana, per trasformare molecole di acqua e di anidride carbonica (nociva) in glucosio e ossigeno. Il glucosio rimane come cibo per le piante, ma l'ossigeno viene liberato nell'aria e, pur essendo in pratica sostanza di scarto, viene immediatamente utilizzato dalle cellule dell'uomo, soprattutto da quelle del cervello, per le quali diventa una straordinaria sostanza vitale.

Senza la giusta luce solare e senza il verde delle piante, senza il glucosio e senza l'ossigeno, il nostro cervello non avrebbe l'energia per sopravvivere.

Ma come qualunque azienda, anche il cervello è

sempre al limite di una crisi energetica. Il motivo di ciò è che ogni atto mentale, anche il più semplice, comporta un consumo di energia. Il cervello rappresenta il 2% del peso corporeo ma per svolgere le sue funzioni consuma il 20% dell'energia a disposizione dell'intero organismo. Se pensiamo che l'insieme di sinapsi che abbiamo dentro la testa effettua miliardi di operazioni al secondo e che il cervello non si ferma mai e lavora anche quando dormiamo, capiamo come la disponibilità di energia su cui può contare sia quasi sempre appena sufficiente.

La matematica, scienza romantica

Mercoledì 15 marzo 2023
Quando si parla di matematica ci sembra di avere a che fare con una disciplina fredda e astratta, di cui si può tranquillamente fare a meno. Galileo, invece, nel *Saggiatore*, ci dice che il grande libro dell'universo non si può intendere se prima non si impara la lingua nella quale è scritto: la matematica. E il fisico Roberto Battiston aggiunge: «*Se le leggi della fisica non fossero espresse in linguaggio matematico, la nostra conoscenza della natura sarebbe molto limitata*».

Giorni fa, al crepuscolo, alzando gli occhi sono rimasto incantato da una sottilissima falce di luna che in un magico cielo azzurro splendeva tra due stelle brillanti come piccoli diamanti. Pensando alla matematica, che può spiegarci le miracolose leggi del mondo che ci circonda, l'ho sentita come una disciplina romantica, capace di raccontarci le stelle. Allora mi sono detto: il nostro cervello deve possedere un'affinità speciale per la matematica, per riuscire a capire l'universo!

La scienza ci dice che ogni bambino, maschio o femmina, sin dalla nascita, possiede il senso dei numeri, la capacità di valutare, senza contare, un insieme di oggetti. Anche i macachi mostrano la stessa capacità grazie ai «neuroni dei numeri», alcuni capaci di attivarsi quando l'animale vede un oggetto, altri quando ne vede due, altri ancora se sono tre o quattro. Anche noi abbiamo neuroni simili: la nostra corteccia parietale destra contiene una mappa numerica e nell'ippocampo abbiamo neuroni simili a quelli delle scimmie. Molte altre specie prestano attenzione ai numeri e neuroni «numerici» sono stati osservati anche nei corvi. Come se, come dice Stanislas Dehaene nel suo bel libro *Vedere la mente*, il numero fosse un concetto così fondamentale e utile per la sopravvivenza, che il cervello vi presta attenzione da centinaia di milioni di anni. Ma l'uomo va oltre e pensa a numeri esatti e a un'aritmetica precisa e rigorosa. Solo noi abbiamo circuiti specializzati nell'apprendimento dei fatti matematici: sono riservate a questo le regioni parietali e temporali inferiori dei due emisferi, mentre altre sono le regioni utilizzate per altre conoscenze.

Per imparare a leggere il linguaggio dei numeri e delle formule, inoltre, il cervello ricicla anche una regione temporale inferiore destra che altrimenti verrebbe usata nel riconoscimento dei volti; quanto più si approfondisce la conoscenza della matematica, tanto più quest'area aumenta di volume. Si è visto, infine, che equazioni matematiche ritenute belle da una serie di scienziati attivano una parte specifica del cervello emozionale, esattamente la stessa che risponde quando ammiriamo *La Gioconda*. Tutto ciò rivela un legame affascinante tra l'organizzazione del nostro cervello e lo straordinario mondo della matematica. E scopriamo che aveva ragione Platone quando asseriva che la matematica è la forma più alta del sublime.

Il DNA, l'eredità che tiene insieme le generazioni

Mercoledì 29 marzo 2023
Malgrado l'incredibile progresso culturale e scientifico, il mistero delle origini del mondo e del nostro destino ci lascia ancora pieni di emozione e di meraviglia.

La storia di ognuno di noi potrebbe sembrare banale, legata com'è all'incontro tra una cellula uovo e uno spermatozoo. Ma nella semplicità della fecondazione la natura porta avanti un doppio straordinario miracolo: perpetua la vita, trasferendo l'informazione biologica contenuta nel DNA, e inizia la formazione di un nuovo cervello, con il contributo, potenzialmente enorme, che questo potrà portare all'evoluzione delle conoscenze.

Nel corso dei milioni di anni lungo i quali si è costruita la storia dell'uomo, vi è stato continuamente il fluire, dall'uno all'altro, di una cosa molto preziosa, forse la più preziosa che ci sia, l'informazione biologica, quella che ognuno di noi trasporta dentro di sé e trasmette alla sua discendenza, contenuta nel genoma e rappresentata da una lunga molecola di DNA, fondamentale perché racchiude le basi della vita. Ogni cellula del corpo umano contiene il patrimonio genetico del proprio DNA e in esso custodisce gelosamente le informazioni per vivere, crescere e riprodursi. Per questo la natura fa di tutto per tramandarle e preservarle. Così la vita va avanti, senza interruzioni, da quasi quattro miliardi di anni, e per nostra fortuna non accenna a esaurirsi.

Nella loro evoluzione gli organismi viventi cambiano con estrema lentezza, registrano questi cambiamenti nel loro patrimonio genetico, e poi li trasmettono ancora. In questo modo, ogni caratteristica nuova viene mantenuta nel DNA e perpetuata, di organismo in organismo, di generazione in generazione, secondo una linea di eccezionale continuità. Grazie a questo meccanismo biologico, ogni volta che una cellula uovo viene fecondata da uno spermatozoo, l'uomo non ha bisogno di ricominciare da zero a rivivere tutte le vicende passate perché, come ha spiegato il genetista e filosofo Edoardo Boncinelli, «ha qualcosa in sé, che è una specie di riassunto di tutte le puntate precedenti e che noi chiamiamo genoma». La continuità con il passato è rappresentata proprio da questa singola piccola cellula, la cellula uovo fecondata. È il suo DNA che lega una generazione all'altra e che nello stesso tempo assicura la continuità delle diverse storie, portando il ricordo di eventi inimmaginabilmente lontani nel tempo. E questo è sufficiente perché l'uomo progredisca sempre, contribuendo a lasciare alle generazioni successive un'eredità culturale sempre più importante.

Spesso, però, l'uomo non coglie la grandiosità del miracolo della vita e fa le guerre, aggredisce, non è solidale, non è generoso, non è capace di amore, e si perde, trascinando in basso quei valori morali che l'evoluzione si affanna, continuamente, a mantenere alti.

Così il cinema riesce a stregare il nostro cervello

Mercoledì 12 aprile 2023

Perché siamo affascinati dal cinema e ne veniamo così profondamente coinvolti? Perché, da sempre, fin da quando l'uomo ha cominciato a rappresentare storie, fin da quando è nato il teatro, gli uomini sono stati ammaliati dal racconto. Prima della scrittura, con il racconto si è evoluta la nostra civiltà. Anche il cinema rispetta questa regola, ci racconta delle storie. Fin dai tempi del muto ha avuto il potere di affascinarci, tante volte ci ha fatto ridere, altre volte piangere, molte volte ci ha coinvolti per le sue qualità estetiche e per le sue suggestioni culturali, sociali e politiche.

Il miracolo di un film è proprio questo: che, pur essendo tutto finto, ridiamo, piangiamo, ci immedesimiamo come se fossimo nel mondo reale. Come sempre, anche questo è opera del cervello, dei suoi «*neuroni specchio*», un gruppo di cellule che si attivano quando vediamo una persona che si emoziona e che ci fanno vivere il suo dolore o la sua gioia come se li provassimo noi stessi, attivando circuiti cerebrali in parte identici. In questo modo, come dice Peter Brook, l'attore condivide suoni e movimenti del corpo con gli spettatori, rendendo questi ultimi parte di un evento a cui sentono di partecipare attivamente. Un altro motivo del fascino di un film è che, come per tutte le storie, pendiamo dalle labbra di chi racconta, come quando siamo ammaliati dalle pagine di un libro perché amiamo vivere altre vite oltre la nostra. E questo perché ogni esperienza è un apprendimento per la mente, è una nuova sinapsi che si struttura. E noi, per nostra natura, siamo fatti per apprendere sempre. Per Antonio Damasio, grande studioso della mente, chi ha perfezionato le tecniche e lo stile cinematografico sembrerebbe aver pensato al funzionamento del cervello umano. In pratica, il nostro approccio alla vita reale e al film si fonda su meccanismi neurofisiologici in gran parte simili.

Il cinema ci parla dell'essere umano, della sua complessità e della sua affascinante mutevolezza. È una finestra sul funzionamento della mente; talvolta questa finestra può aprirsi su una patologia o un disagio psichico che il film sa raccontarci attraverso le immagini. Quanti film ci hanno fatto emozionare parlandoci di autismo o di schizofrenia o di Alzheimer, facendoci capire, più di qualunque spiegazione scientifica, l'angoscia che attanaglia chi vive queste malattie, mostrandoci la sofferenza che si prova nel vedere una mente che perde la capacità di ragionare.

La visione di un film, infine, per la capacità che ha di attivare momenti del passato e risvegliare le emozioni con cui sono stati vissuti, può essere utilizzata nei pazienti con Alzheimer per riaccendere la loro memoria e far rivivere ricordi che altrimenti andrebbero persi per sempre.

La visione di un film, con la sua magia, ci può far sognare, sempre.

La ricerca medica trascura ancora la salute delle donne

Mercoledì 26 aprile 2023

Il 22 aprile si celebra ogni anno in tutta Italia la Giornata nazionale della salute della donna, istituita nel 2015 su richiesta della Fondazione Atena Onlus e di Atena Donna, per rivolgere un'attenzione particolare alla salute delle donne. In quel giorno, e per tutta una settimana, tanti ospedali hanno aperto le porte alle donne per visite ed esami gratuiti. In Italia circa 12 milioni di donne hanno più di cinquant'anni di età e l'8,3% denuncia un cattivo stato di salute, contro il 5,3% degli uomini. Le donne vivono 3-4 anni più degli uomini ma arrivano alla tarda età in condizioni peggiori.

Simone de Beauvoir riteneva che maschi e femmine si diventa, non si nasce.

In realtà, maschi e femmine sono diversi fin da quando sono nella pancia della mamma. Le conoscenze scientifiche oggi ci parlano di meccanismi genetici, ormonali, cellulari e molecolari differenti. Come conseguenza, maschi e femmine si ammalano diversamente: la medicina è genere-specifica, con differenze nei sintomi, nei percorsi diagnostici da seguire, nelle necessità terapeutiche e nell'efficacia dei farmaci. E non mi riferisco alle malattie che colpiscono solo le donne o solo gli uomini, ma si tratta di sapere come ogni malattia, dall'infarto cardiaco all'artrite reumatoide all'Alzheimer, si presenti, evolva e risponda alle terapie nell'uomo e nella donna, quali debbano essere le linee guida e quali siano i fattori di rischio differenziati per permetterne una prevenzione. Negli ultimi anni, una sempre maggiore attenzione è stata rivolta alla medicina di genere. Ma ancora molto resta da fare.

Perché in questa giornata si parla di salute delle donne e non direttamente di medicina di genere? È semplice. Perché finora la medicina di genere ha protetto gli uomini e ha trascurato le donne. La ricerca scientifica, i protocolli di cura e la produzione dei farmaci sono stati sempre orientati alla migliore prevenzione e terapia possibile... per i maschi. Di fronte a questa discriminazione, sul «New England Journal of Medicine» di qualche anno fa ci si chiedeva se le donne dovessero vestirsi da uomo per essere curate bene.

In un'equa medicina di genere, si è ritenuto che fosse arrivato il momento di stimolare l'interesse scientifico, e di tutta la società, verso la medicina delle donne, accendere un faro sulla questione femminile, mettere in evidenza quanto il genere femminile, ancora oggi, sia penalizzato, e in pratica danneggiato.

In definitiva, celebrare questa giornata ha lo scopo importante di sottolineare la necessità di creare una cultura che riconosca le differenze di genere e le inserisca nella pratica medica, permettendo alle donne di superare il divario che per decenni le ha svantaggiate.

Memorie e metaverso

Mercoledì 5 luglio 2023

Ciò che noi siamo adesso, in questo momento, è ciò che ricordiamo di essere. È la memoria che ci fornisce, istante per istante, la corretta percezione della nostra identità. Alla memoria è legato l'apprendimento; alla memoria sono fortemente connesse le emozioni. Senza emozioni non ci sarebbe memoria, senza memoria non ci sarebbe apprendimento. Dentro la testa tutto si lega. Nel corso della sua storia l'uomo ha costruito le proprie memorie grazie ai fatti della propria vita o facendosi trasportare in altri mondi da un libro o da un film. Con una differenza: nella nostra vita, viviamo le emozioni con un totale coinvolgimento, nelle altre le simuliamo grazie ai neuroni specchio e alla fantasia, ma con distacco, restandone spettatori, e le memorie che ne conseguono le collochiamo in un settore che non scambiamo per la vita vera.

A complicare le cose arriva adesso il *metaverso*, un mondo virtuale generato da un computer, all'interno del quale le persone possono muoversi e interagire; uno spazio, non reale ma percepito come tale sia a livello fisico sia emozionale, un'estensione della realtà umana, che, come dice la parola greca *meta*, va oltre. Per David Chalmers, grande studioso della mente, «*ogni mondo virtuale è una nuova realtà, è più realtà*».

Il *metaverso*, con il quale si può andare ovunque senza mettervi mai piede, rappresenta una forte barriera verso il contatto con la realtà, sostituendo il vero con il non vero. I vantaggi che potranno derivarne sono tanti. Può accelerare l'apprendimento in molti campi fortemente tecnologici, simulare interventi chirurgici complessi o voli spaziali o tante altre cose. Può permettere nuovi approcci terapeutici e trasformare i *webinar* in incontri tridimensionali quasi reali. Può diventare uno straordinario mezzo di divertimento.

Ma se ci si immergerà nel mondo virtuale per trovare una sostituzione alla vita vera, i problemi potranno essere tanti. In una realtà *oltre*, fatta di bit e non di atomi e quark, che emozioni trarremo? Saranno quelle di un meccanismo specchio oppure il carattere immersivo e la possibile maggiore durata di esposizione ci procureranno emozioni e ricordi non distinguibili dalla vita reale? E se così fosse, che avverrà della psiche, di quel senso di identità di cui parlavamo all'inizio, legato al fluire di una vita intera?

Nel mondo virtuale mancherà sempre una cosa che nella realtà conta, la passione, la bellezza della conquista. Come vivrà la nostra mente emozioni che ci vengono gratuitamente?

Le nostre vite sono un atto continuo di creatività. Diceva Shakespeare in *Come vi piace*: «*Tutto il mondo è un palcoscenico, e tutti gli uomini e le donne sono soltanto degli attori*». Il metaverso annullerà proprio questo, la partecipazione attiva allo spettacolo della vita in cui gli interpreti non saremo più noi.

Le infiammazioni mettono a rischio anche il cervello

Mercoledì 13 settembre 2023

Ogni organo del nostro corpo, per lavorare e sopravvivere, utilizza energia che ottiene da ciò che mangiamo. Il cibo è essenziale per la vita, ma può essere anche causa di problemi. Facendo il neurochirurgo, ho il privilegio di lavorare sul cervello, l'organo più complesso del nostro organismo. Una delle sue caratteristiche più importanti, grazie alla quale può imparare, crescere, e modificarsi lungo tutto il corso della vita, anche nella senescenza, è la *neuroplasticità*. Ma perché il cervello possa sviluppare tutte le sue funzioni è necessario mantenerlo vitale e creare una barriera contro l'invecchiamento.

Come ogni organo, anche il cervello, infatti, ha le sue *fragilità*. Secondo le più recenti acquisizioni della scienza, uno dei suoi nemici più importanti è l'*infiammazione cronica*. L'infiammazione è una sorta di arma che il sistema immunitario usa in molte situazioni. Se acuta, intensa e di breve durata, provocata da una ferita o una malattia, rappresenta un meccanismo benefico con il quale il nostro organismo si protegge. Ma può essere silente e subdola, e persistere anche per anni. Gli scienziati hanno ormai compreso che l'infiammazione silente e prolungata rappresenta un problema per il cervello. Attaccando le sinapsi, il punto in cui le cellule si scambiano le informazioni, lentamente altera il corretto funzionamento della mente e gioca un ruolo anche nello sviluppo di alcune malattie, come quelle neurodegenerative, le demielinizzanti, alcuni disordini psichici, la depressione, l'autismo e la schizofrenia.

Una delle cause principali dell'infiammazione silente è un'alimentazione scorretta. Il legame tra cibo e infiammazione è molto complesso e coinvolge anche l'accumulo del grasso, lo stato di salute del nostro intestino e i microbi che lo abitano, il microbiota, anche loro nutriti da ciò che mangiamo.

Secondo dati dell'OMS, circa 2,3 miliardi di persone al mondo mostrano le conseguenze di un'alimentazione sbagliata, sono in sovrappeso o affette da obesità; tra queste oltre 340 milioni sono bambini e adolescenti. Tutto ciò, oltre a condizionare in maniera negativa la salute a livello globale, incide anche sulla spesa sanitaria. Seguire una nutrizione attenta e rispettare corretti stili di vita sono quindi un dovere verso noi stessi e verso la società, oltre che le chiavi di volta per vivere con un cervello in forma, libero dall'infiammazione. Ciò che bisogna fare in fondo è molto semplice, e vale la pena ripeterlo: «*Avere una vita attiva, sia intellettualmente che fisicamente, seguire un'alimentazione leggera, sana e con pochi zuccheri, e dormire bene*».

A pensarci bene, se i nostri geni ce lo permettono, basta poco per vivere a lungo, ridurre il rischio di malattie e mantenere la mente in forma.

L'educazione alla bellezza per crescere i nostri figli

Lunedì 25 settembre 2023

Ragione ed emozioni: l'essenza del funzionamento della nostra mente, l'essenza stessa della nostra vita. Le emozioni colorano la nostra esistenza, la ragione ci guida con saggezza nelle decisioni. Le emozioni hanno lo scopo di orientarci nelle decisioni: la paura ci fa fuggire, il piacere ci attrae. Tutta la nostra vita si basa su questa scelta necessaria tra attrazione verso il bello e fuga da ciò che può farci male. Per questo, fin da piccoli bisogna spiegare la differenza tra il bene e il male, insegnare cos'è bello e cos'è giusto, perché spesso l'*Homo sapiens* sembra non saperlo.

In questi giorni i titoli dei giornali ci spingono nel mondo delle emozioni e ci fanno dubitare della nostra ragione. Ci parlano di cose che sono entrate prepotentemente nella nostra vita, stravolgendo i concetti di bellezza e di empatia. E mi riferisco ai tanti fatti di cronaca che coinvolgono molti giovani e che sono la spia di un disagio che si traduce in comportamenti talora al limite del codice penale.

I giovani sono fragili, tendono a essere trasgressivi e talvolta pericolosi per sé e per la società. Tutto ciò è conseguenza di una legge biologica che fa sì che il cervello degli adolescenti dipenda fortemente dalle emozioni e sia tendenzialmente sbilanciato verso il rischio e la ricerca di sensazioni forti. Perciò in questi passaggi obbligati della vita, i giovani necessitano di un'attenzione particolare da parte di chi è preposto alla loro educazione.

Purtroppo i dati ufficiali ci dicono che la diffusione di sostanze illecite e l'abuso di alcol tra i giovani è in costante aumento e gli organi di informazione ci parlano, quasi quotidianamente, di episodi di bullismo e di violenza, e di stupri di gruppo, di sfide mortali istigate dal web. È evidente che il sistema educativo non sta dando i risultati attesi. Nelle famiglie, inoltre, vi è spesso troppa disinvoltura nell'accettare la mancanza di regole, e spesso non si percepisce, o non si vuole percepire, la gravità di certi comportamenti. Viviamo un momento fluido in cui si gioca il futuro del nostro capitale umano più prezioso, che sono i giovani.

Ma vi sono azioni che possono invertire questa tendenza? La mia risposta è sì, se interveniamo per tempo, perché, come sappiamo, è più facile, e meno costoso, prevenire che curare.

Le neuroscienze ci dicono che nasciamo con un cervello ricchissimo di neuroni, sicuramente più di quanti ne abbiamo poi da adulti. Ci servono perché dobbiamo imparare tutto. E per questo un bambino mostra una recettività e una creatività che sono molto più elevate degli adulti. Purtroppo non utilizziamo come si dovrebbe questo regalo della natura e allora, per una legge biologica per cui ciò che non si usa viene eliminato, milioni di neuroni e di sinapsi, durante lo sviluppo, vengono avviati a un programma di morte che si chiama apoptosi.

Questa straordinaria potenzialità dei giovani può, e deve, essere sfruttata per inculcare nelle loro menti, cominciando già dalla scuola primaria, importanti messaggi di formazione che permettano a bambini e bambine di acquisire abitudini salutari e comportamenti positivi per il loro benessere futuro e per quello della società intera.

Tra i messaggi formativi più importanti metto i seguenti: il rispetto per gli altri, per evitare il bullismo e rispettare le donne; l'attenzione alla salute e ai corretti stili di vita, per inculcare il concetto che la prevenzione delle malattie è anche un dovere sociale; l'educazione al web, perché capiscano che è una tecnologia in grado di condizionare il loro pensiero; l'importanza del metodo scientifico, perché venga considerato l'unico mezzo per la progressione della conoscenza; la prevenzione all'uso delle droghe e di alcol, spiegando che non esiste una distinzione tra droghe leggere e pesanti, e che il vero divertimento non sta nello sballo ma nella bellezza che la vita è in grado di regalarci.

Per questo l'insegnamento più importante è proprio l'educazione al bello. La scienza ci insegna che la bellezza fa bene, come una corretta alimentazione o un'attività fisica regolare. Lasciarsi trasportare dalle cadenze della musica o dalle forme di un'opera d'arte riduce i livelli di cortisolo e libera sostanze che fanno bene alla mente, come l'ossitocina, «l'ormone dell'amore»; come se rimanere «stupiti» davanti a una cosa bella fosse un po' come innamorarsi.

Dobbiamo saper trasferire la magia della bellezza per sviluppare nei bambini un'intelligenza emotiva sana, che risponda a sani concetti culturali. Se si considera bella la vita non si va a cercare lo sballo. Se si è educati al male, sarà quello il futuro al quale si tende.

Anche se circondati da volgarità e violenze, anche se il brutto imperversa, noi dobbiamo sempre mirare alla bellezza. Perché, come diceva Dostoevskij, anche nei momenti più bui la bellezza può salvarci. Perché «*L'amore e la bellezza sono l'esistenza stessa e a tutto si può rinunciare, ma non a esistere*» (Stefano Zecchi).

Emozioni e studio aiutano a crescere

Mercoledì 27 settembre 2023
A settembre ogni anno comincia la scuola e con essa l'attività di quello straordinario strumento che è il nostro cervello, senza il quale nessun apprendimento può essere possibile. Andare a scuola significa soprattutto acquisire, attraverso lo studio, conoscenze utili a formare il nostro modo di pensare.

L'apprendimento è così importante per la nostra vita che da esso dipende una delle caratteristiche più importanti del cervello umano, la neuroplasticità. Ogni volta che ascoltiamo qualcosa o dopo aver letto una pagina di un libro, compaiono nuovi frammenti nei prolungamenti dei nostri neuroni, si sviluppano sinapsi, si creano reti neurali nuove. Da ciò che apprendiamo, fin dalla nascita, dipenderà il cervello che avremo da grandi, come una costruzione in cui ogni sinapsi è un mattone che la porta più in su. Da questo lavorio dipende la *qualità della vita* che avremo, con la meraviglia delle nostre emozioni, con la cultura che avremo immagazzinato, e con le gocce di felicità che ci saranno concesse. Per questo l'apprendimento scolastico è importante, perché da esso dipende in buona parte ciò che saremo da adulti.

Nel percorso didattico bisogna considerare che nei primi anni di vita si possiede un cervello estremamente duttile, che pertanto assorbirà le conoscenze in modo molto più efficiente rispetto a un adulto. Questa straordinaria potenzialità dei giovani può essere sfruttata dagli insegnanti per inculcare, cominciando già dalla scuola primaria, messaggi formativi che insegnino abitudini salutari e comportamenti positivi.

Nel processo di apprendimento un ruolo importante è giocato dalle emozioni. Noi apprendiamo meglio tutto ciò che ci stupisce, che suscita il nostro interesse. Come in tutto ciò che fa, anche nell'apprendimento la mente tende a essere selettiva, non spreca parte della sua energia per fissare nozioni che non le interessano. Lo ricordino bene gli insegnanti: la loro lezione deve emozionare, trasmettere una passione, altrimenti è inutile.

La memoria è fragile, e ciò che si apprende, per

stabilizzarsi nella sede delle memorie a lungo termine, ha bisogno di vari processi di consolidamento. Le informazioni apprese, pertanto, debbono essere continuamente ripassate. La perdita delle informazioni è frutto sia del passare del tempo sia del mancato utilizzo dell'informazione stessa.

Un vero «maestro», quindi, non deve soltanto versare informazioni affinché l'allievo le trattenga nella memoria per un periodo di tempo limitato, deve bensì realizzare un'esperienza culturale che dia un'emozione e lasci una traccia biologica per una vita intera. Ciò non soltanto svilupperà un'intelligenza anche emotivamente sana, ma formerà cittadini migliori e più responsabili. Perché questo è lo scopo dell'educazione e questo è il principale compito del nostro cervello.

Avere un cervello è un privilegio, istruiamolo con saggezza.

Il linguaggio del cervello e le farfalle dell'anima

Mercoledì 11 ottobre 2023

Tutti noi abbiamo un'idea precisa dell'aspetto esteriore del nostro cervello. Ma immaginiamo con la fantasia di riuscire a entrare al suo interno:

vedremo l'intreccio di milioni di miliardi di fibre, le superstrade su cui corrono i nostri pensieri, attivate in continuazione da correnti elettriche che vi corrono dentro, e tante sinapsi, i mattoni per la costruzione della nostra intelligenza, in cui la liberazione di un neurotrasmettitore trasferisce un'informazione da un neurone all'altro, come in un grande flipper in cui miliardi di lucine si accendono e spengono continuamente. Oggi sappiamo che questo meccanismo, trasmissione di impulsi elettrici e liberazione di sostanze chimiche, rappresenta *il linguaggio del cervello*, l'unica modalità che ha la nostra mente di funzionare e di produrre pensieri, ricordi, ciò che noi siamo, fino a creare ciò che chiamiamo coscienza.

Da sempre l'uomo si è chiesto quale fosse il ruolo del cervello, e anche se Aristotele aveva posto nel cuore, e non nel cervello, la sede della mente, già un secolo prima Ippocrate, il grande medico greco, aveva capito che è il cervello che ragiona e si commuove, che noi siamo il nostro cervello.

Le conoscenze sul cervello umano hanno fatto passi da gigante grazie a tre scienziati. Il neuroanatomista spagnolo Ramón y Cajal (1852-1934) ne studiò l'organizzazione cellulare e descrisse la capacità dei suoi neuroni, da lui chiamati «farfalle dell'anima», di espandersi continuamente, mettendo le basi della conoscenza di una delle caratteristiche cerebrali più straordinarie, la neuroplasticità. Il neurologo tedesco Korbinian Brodmann (1868-1918), usando una tecnica che colorava i neuroni di un blu intenso, descrisse l'organizzazione della corteccia, non uno strato continuo di materia grigia, bensì un universo di neuroni di ogni forma e dimensione raggruppati in decine di aree distinte. Il medico francese Paul Broca (1824-1880) descrisse come una lesione cerebrale a sinistra possa far perdere l'uso della parola, inaugurando il concetto di come il cervello sia diviso in aree con funzioni diverse e infrangendo la legge della simmetria funzionale, secondo cui due organi simmetrici, o due metà simmetriche di un organo, adempiono alle stesse funzioni, come succede per i due reni o per i due polmoni. Studi successivi avrebbero dimostrato come ciascuno dei due emisferi cerebrali avesse un ruolo diverso: il destro l'intuizione, l'immaginazione, la fantasia, mentre il sinistro la razionalità e la logica.

I decenni successivi avrebbero visto un'esplosione di conoscenze su quest'organo meraviglioso, tuttavia i disegni con cui Ramón y Cajal rappresentava le sue farfalle dell'anima rimangono una pietra miliare e per questo, nel 1906, gli valsero il Premio Nobel per la Medicina.

Il cervello cresce solo se si allena con la conoscenza

Mercoledì 25 ottobre 2023
Imparare è proprio dell'essere umano. Noi apprendiamo sempre, lungo tutta la vita, dalla nascita alla senescenza, e questo permette al nostro cervello di crescere e ampliare le sue connessioni; i pensieri viaggiano attraverso questi collegamenti, e quanti più ce ne sono, tanto meglio lavorerà la mente. Da piccoli, quando le sinapsi si formano e si disfanno al ritmo di milioni al secondo, il cervello è in piena attività; sotto l'influsso dell'istruzione e degli incontri crea nuovi circuiti, modifica e riadatta alcune aree, elimina le competenze giudicate inutili; dalle nostre aree visive nasce un circuito della lettura, da un'antica predisposizione per i numeri e lo spazio si costruisce l'edificio della matematica.

Tutto questo possiamo chiamarlo neuroplasticità, una condizione fondamentale dello sviluppo del cervello umano che da subito, guidato dal DNA, impara ad apprendere, e per tutta la vita, in modo diverso l'uno dall'altro, si sforza di crescere e sviluppare al massimo le sue capacità.

Come sempre, il cervello ci sorprende per quanto, nella sua apparente semplicità, è complicato, e per come, nel suo funzionamento, tutto si incastri perfettamente. Se non apprendiamo il cervello non si sviluppa: l'apprendimento è il motore della plasticità. Ma l'apprendimento è strettamente legato alla memoria: se i nostri atti non sono degni di diventare un ricordo, come scriveva nella *Critica della ragion pratica* Immanuel Kant, non vengono fissati nelle aree delle memorie e non diventano conoscenza. A sua volta la memoria è condizionata dalle emozioni: noi memorizziamo tutto ciò che ci stupisce, che ci sorprende. Come vediamo, dentro la testa tutto si tiene: apprendimento, memoria ed emozioni sono i motori che, interagendo, sviluppano la nostra intelligenza, la capacità di reagire in modo coerente al mondo esterno e di raggiungere obiettivi complessi. Per avviare questo meccanismo, complicato ma così essenziale per lo sviluppo della nostra mente, basta usare il cervello, pensare, imparare fin da piccoli che la vita, se non ce la prendiamo noi, non ci viene regalata.

Ma imparare cose nuove è faticoso, è un atto creativo che va conquistato giorno dopo giorno, con lo studio, con l'istruzione, con l'impegno, senza fermarsi mai, accumulando conoscenze per cercare di raggiungere il grado di intelligenza più alto possibile. Qualsiasi risultato sarà una vittoria, purché sia il massimo che si riesca a fare. Diceva Martin Luther King: «Se non puoi essere un pino sul monte, sii il miglior arbusto sulla sponda del ruscello».

In questo modo la natura ci fa il regalo più grande, la possibilità di sviluppare al massimo il cervello ma, allo stesso tempo, ci dà la libertà di essere noi a decidere come vogliamo la nostra mente, se farla veloce come una lepre o tenerla lenta come una tartaruga.

Indice

Finito di stampare nel mese di febbraio 2024
presso Rotolito SpA, Pioltello (Milano)
Printed in Italy